U0247324

认知神经科学家萨宾娜的

大脑
使用说明书

超强大脑的七个习惯

［爱尔兰］萨宾娜·布伦南
（Sabina Brennan）　著

池明烨　译

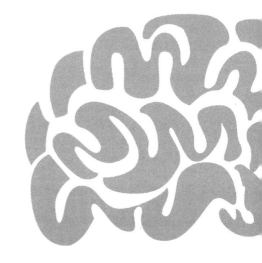

Maximise your memory, boost your brain health and defy dementia

100 DAYS TO A YOUNGER BRAIN

中国青年出版社

图书在版编目（CIP）数据

认知神经科学家萨宾娜的大脑使用说明书：超强大脑的七个习惯 /
（爱尔兰）萨宾娜·布伦南（Sabina Brennan）著；池明烨译.
—北京：中国青年出版社，2020.8
书名原文：100 Days to a Younger Brain: Maximise your memory, boost your brain health
and defy dementia
ISBN 978-7-5153-6124-6

Ⅰ.①认… Ⅱ.①萨… ②池… Ⅲ.①脑科学—普及读物 Ⅳ.①R338.2-49

中国版本图书馆 CIP 数据核字（2020）第 133370 号

100 Days to a Younger Brain：Maximise your memory, boost your brain health and defy dementia
Copyright © 2019 Sabina Brennan
This edition arranged with A.M.Heath & Co.Ltd. through Andrew Nurnberg Associates
International Limited.
Simplified Chinese translation copyright © 2020 by China Youth Press.
All rights reserved.

认知神经科学家萨宾娜的大脑使用说明书：
超强大脑的七个习惯

作　　者：［爱尔兰］萨宾娜·布伦南
译　　者：池明烨
策划编辑：张祎琳
责任编辑：于　宇
文字编辑：张祎琳
美术编辑：张　艳
出　　版：中国青年出版社
发　　行：北京中青文文化传媒有限公司
电　　话：010-65511272 / 65516873
公司网址：www.cyb.com.cn
购书网址：zqwts.tmall.com
印　　刷：大厂回族自治县益利印刷有限公司
版　　次：2020年8月第1版
印　　次：2025年2月第3次印刷
开　　本：880mm×1230mm　1 / 32
字　　数：221千字
印　　张：10.5
京权图字：01-2020-2243
书　　号：ISBN 978-7-5153-6124-6
定　　价：49.90元

谨以此书献给戴维（David），感谢你所做的一切。

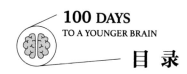

目 录

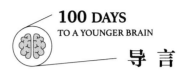

本书以清晰通俗的语言，介绍了大脑运作的基本原理，教你如何保持大脑健康，并分享了一个好消息：无论在哪个年龄段，你都可以促进大脑健康。在这个100天计划中，你会完成一系列自我测评，清晰地认识到目前的大脑健康状况，明白自己有哪些行为有利于大脑健康，而哪些行为需要改正。完成这个100天计划，会改变你的一生。

无论你拿起这本书的初衷是担心自己的记忆力减退，害怕患上痴呆症，还是重视自己的大脑健康，想要好好爱护大脑，你都会在这本书里找到许多实用贴士，并轻松运用于日常生活中。这些切实可行的建议会帮助你重振大脑活力，增强记忆力，促进大脑健康，甚至增强大脑韧性，让大脑能够应对或弥补衰老、损伤和疾病（包括痴呆症）带来的影响。

你的大脑从根本上决定了你是谁，支持你完成日常生活中要做的事情。大脑健康不是一时风尚，仔细想想看，大脑是人体最复杂、最重要的器官，而一般人在日常健康护理中，却往往把它给忘了，这怎么说得过去呢？

这本书不是要让你变得聪明绝顶，而是帮助你做出明智的选择，投资大脑健康。我们会讨论身体健康、心理健康，甚至会讨论牙齿健康、心脏健康。但居然很少有人去讨论大脑健康，这也太离谱了。毕竟，你所做的一切都需要大脑。离开了大脑，你什么也做不成。你会每天投资时间保护牙齿健康，但我希望看完这本书以后，你会每天为了促进大脑健康去做至少一件事。

我42岁才上大学。6年后，我获颁心理学博士学位，热衷于大脑健康研究。作为一名认知神经科学家[①]，我在都柏林圣三一大学神经科学研究所（Institute of Neuroscience at Trinity College Dublin）担任痴呆症研究计划主任，全心投入到尖端的大脑研究。得益于脑成像技术的突飞猛进，科学家取得了突破性的进展，大大增进了我们对脑功能和影响脑部的疾病的认识。

但有一件事始终困扰着我。科学家的工作很了不起，但他们把大量时间投入到出席专门领域的会议，在学术期刊上发表论文，与其他科学家进行研究交流，其中大多数是普罗大众接触不到的。当然，这种学术交流对促进科学进步而言是必不可少的，可是，大脑健康和痴呆症的相关科学文献和研究复杂晦涩，一般人难以理解。这就是我撰写这本书的初衷：把佶屈聱牙的科学术语翻译成通俗易懂的实用资讯，促进你的大脑健康。

本书会帮助你在年老以后依然能够维持重要功能，例如记忆力。采取有利于大脑健康的生活方式，就像投资大脑资本；通过做出明智

---

① 认知神经科学家：认知神经科学是神经科学和心理学的分支，关注大脑神经过程/系统与认知行为过程和结果之间的关系。认知神经科学家就是致力于认知神经科学研究的专家。——作者注

的选择，你可以建立储备，以待日后面临衰老、损伤或疾病等挑战时，即可调取储备，游刃有余。

以阿尔茨海默病①为例，这目前是不治之症。比起健康的大脑，阿尔茨海默病患者的大脑萎缩，出现细胞死亡和组织损失。没有人确切知道细胞死亡的成因，但科学家目前主要怀疑，异常蛋白沉积（称为"炎斑"）以及另一种蛋白的束状纤维包绕（称为"缠结"）是罪魁祸首。

你可能会以为，一旦大脑里出现了这些炎斑和缠结，就肯定会出现痴呆症患者常见的症状，例如记忆丧失和思维混乱。但事实并非如此。有时候，你的大脑生病了，却未必会有症状！这是启发我撰写这本书的最大动力。

让我解释一下。**研究显示，尸检时发现在大脑病变足以诊断为阿尔茨海默病的人中，有多达25%的人在死前并未出现临床症状。**大脑病变足以诊断为阿尔茨海默病的人中，大约四分之一具有抗病能力（大脑韧性），虽然得病了，大脑出现了炎斑和缠结，但并未出现可察觉的症状。事实上，他们死前始终具有连贯的语言表达能力，能够像正常人一样生活。

我们把这种大脑韧性称为储备。只要采取有利于大脑健康的生活方式，你的大脑也能产生韧性。此外，你还可以在一生中补充储备。

举一个例子，杰克和彼得都是55岁。杰克的储备（大脑韧性）高，而彼得的储备（大脑韧性）低。两个人的脑部同时出现了阿尔茨海默

---

① 阿尔茨海默病：一种神经退行性疾病，特征为海马体、大脑皮层和其他脑区的神经元死亡。这种疾病的最早症状包括：健忘、对时间或地点搞不清楚、难以集中精神、计算能力变差、语言障碍和判断力受损。发展到晚期，患者生活无法自理，可能长期卧床。——作者注

病病变。为了方便说明，假设两人终年75岁。

彼得的储备低，会出现痴呆症的症状，随着年龄增长逐渐恶化。彼得的认知功能障碍逐渐加深，从轻度、中度到严重，最终在75岁病逝。

与此相反，杰克的储备高，并未出现可察觉的症状。杰克的脑部病变也在加深，但由于他的储备高，他能够应对和弥补脑部出现的物理损伤。假设杰克在75岁遭遇致命事故身亡。尸检时，他的脑部是那25%病变足以诊断为痴呆症但死前临床认知功能完好的案例之一。

应该指出的是，如果杰克不是在庆祝75岁生日后回家路上，不幸被一辆冰激凌车撞倒身亡，他的储备最终也会耗竭，他日后也会出现痴呆症症状。可是跟彼得的认知功能障碍逐渐加深不同，杰克的情况会突然急转直下，就像从悬崖边缘坠落一样。如果杰克能活下去，他的认知功能会在日后某个时候陡然下降，越过轻度和中度阶段，直接进入严重阶段。

储备并非"万灵丹"，也不能让你百病不侵，但如果你做出有利于大脑健康的选择，建立储备，就可以延缓痴呆症症状发病，在更长时间里维持心智能力和独立生活的能力。

这种大脑韧性不仅限于抗痴呆症，还可以优化大脑的日常表现，保护你的认知功能免受多种在青年期就可能发病的疾病损害，包括损伤、中风甚至多发性硬化①等。在一生中，你的大脑有适应和变化的绝

---

① 多发性硬化：一种渐进式神经退行性疾病，是由于中枢神经系统受损，而导致身体或精神残疾。——作者注

佳能力。这种灵活性称为"神经可塑性"①，让你可以学习新东西，适应生活和环境的变化，弥补疾病和损伤带来的影响。

当脑供血中断，就会出现中风（又称脑卒中）。中风后，脑部会自发出现可塑性变化，有助于调动大脑代偿功能，为诸如活动能力的恢复贡献良多。大脑会激活与受损神经通路平行的其他神经通路，使正常脑组织代偿损伤组织的功能。中风后康复的过程中，大脑会使用新激活的代偿神经通路，重新学习运动功能。中风是后天性残疾的首要原因，而九成的中风是可以避免的，通过选择有利于大脑健康的生活方式，可以尽量降低中风的风险。中风后患者的康复情况也千差万别。虽然康复情况差异背后的原因还不十分清楚，但研究人员认为，生活方式因素在其中发挥了作用，你在第一章会看到更多介绍。

这个计划也可以帮助你养成有利于大脑健康的习惯，大大改进中风或脑损伤后的疗效。如果你已经确诊患有痴呆症，或者罹患了日后会影响脑功能的疾病，例如阿尔茨海默病或多发性硬化，请遵循这一指引，制订量身打造的大脑健康计划，从而尽量减轻症状，在与疾病共存之际，更好地维持独立生活能力。大脑健康是至关重要的，尤其是三分之一的老年人会患上中风、痴呆症或两者皆是。

我为自己的人生设定了一个使命，那就是让更多的人建立对抗脑部疾病的韧性，在更长的时间里，过上更快乐、更独立的生活。就像一本好书一样，人生的最后篇章应该也是最精彩的篇章之一。我希望

---

① 神经可塑性：大脑可塑性或神经可塑性是指体验重组大脑神经通路的方式。我们学习新知识或记忆新信息时，大脑会发生持久的功能变化。这些神经联结的变化就是神经可塑性。在下列情况下，大脑会出现神经可塑性：小时候，不成熟的大脑成长发育；出现脑损伤，为了让余下功能最大化，代偿失去的功能；成年时期，每逢学习或记忆新知识。——作者注

能激发你对大脑健康的讨论和思考，希望你像每天爱护牙齿一样，每天爱护大脑健康。

本书会改变你的生活方式，指引你做出有利于大脑健康的选择，为你提供可以日常运用的实用建议，帮助你重振和优化大脑表现，建立储备，增强可塑性，降低痴呆症风险。现在，是享受大脑健康好消息的时候了。

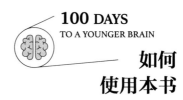

如何
使用本书

本书共九章，内容如下：

第一章　解释了为什么每个人都需要投资大脑健康。

第二章　解释了大脑的运作方式，以及如何建立储备，促进大脑
　　　　健康。

第三章至第八章

　　　　介绍了"年轻大脑100天"计划，涵盖对大脑健康来说重
　　　　要的生活方式因素：睡眠、压力、社交和脑力活动、心
　　　　脏健康、锻炼身体和心态。阅读每一个章节，你会完成
　　　　一系列自我测评，为每项因素建立目前的大脑健康档案。
　　　　每个章节的信息和自我测评可以帮助你设定目标，制订
　　　　行动计划，以改进每项生活方式因素相关的资产，降低
　　　　相关风险。

第三章　第1—7天：建立你的睡眠档案，制订计划。

第四章　第8—14天：建立你的压力档案，制订计划。

第五章　第15—16天：建立你的社交和脑力活动档案，制订计划。

第六章　第17—23天：建立你的心脏健康档案，制订计划。

第七章　第24—30天：建立你的身体活动档案，制订计划。

第八章　第31—32天：建立你的心态档案，制订计划。

第九章　第33天：建立你的大脑整体健康档案；

　　　　第34天：制订量身打造的大脑健康计划；

　　　　第35—100天：在日常生活中养成有利于大脑健康的习惯，把计划付诸行动。

研究表明，要养成一个新的日常习惯，平均需要66天，因此，为了让你在日常生活中养成有利于大脑健康的习惯，我预留了这么长的时间。

100天日记

养成有利于大脑健康的日常习惯，对于成功来说是至关重要的。为了帮助你做到这一点，我在最后一章末尾提供了一个"100天日记"，你可以用于记录在实施这个计划的过程中，每天采取的大脑健康行动。

每天坚持至少做一件有利于大脑健康的事，你就能加大成功的概率。你可以在手机里、日历上设定每日提醒，或者在冰箱门上或牙刷旁边贴一张便条，每天提醒自己。

马上行动。

记录自己每天的行动。写完这本日记，会帮助你养成有利于大脑健康的习惯。

第一章

投资大脑健康

你的大脑比金钱能买到的任何东西更加复杂，是无价之宝，是你今生收获的最好礼物，所以，请务必珍惜它、滋养它、激发它，让你的人生发挥最大潜力。

投资大脑健康，永远不嫌早，也不嫌晚。

> 任何人只要想做，都能够塑造
> 自己的大脑。
>
> ——圣地亚哥·拉蒙-卡哈尔
> （Santiago Ramóny Cajal）

我们每天都会刷牙，但大多数人根本不去考虑自己的大脑。

这有多么离谱？

当然，牙齿健康是十分重要的，你需要牙齿来吃饭、说话和微笑。可是，你所做的一切都需要大脑，无一例外。离开了大脑，你什么也做不成。离开了大脑，你看不了这本书，翻不了这一页，坐不下来，站不起来。想想看，离开了大脑，你连牙也没法刷。

你所做的一切都需要大脑，所以大脑健康很重要。

为什么投资大脑健康是明智的选择

你小时候显然是个聪明的孩子，年纪轻轻就懂得了投资这个复杂概念。现在花时间刷牙，未来可以获益。你养成了保护牙齿健康的习惯，包括每天刷牙，因为你明白，投资时间去刷牙，可以延长牙齿寿命，防止日后蛀牙和牙痛。你知道，用牙线清洁、看牙医和健康饮食等其他活动，都可以进一步保护牙齿。

但长大以后，你发现即使一丝不苟地遵循牙医的建议，你的投资也不是打包票的，只能降低牙痛的风险，延缓蛀牙发展。到了我这个年纪，你很可能已经补了几次牙，甚至有一两颗烂牙，需要大动干戈。无论如何，你知道自己的牙齿总比没有每天刷牙的情况好多了。

大脑健康也是一样的。有一些活动可以预防年长以后脑功能减退，而有些生活方式选择会增加罹患脑功能疾病的风险，例如阿尔茨海默病和其他痴呆症。归结起来重要的一点是，在日常生活中，只要对生活方式做出重要的改变和参加有益的活动，你就可以轻松地降低风险或提供保护。

与牙齿健康一样，养成有利于大脑健康的习惯，并不是打包票的，但有相当多的证据证明，这绝对是值得的投资，尤其是如果你想要在尽量长的时间里，维持重要的认知功能（例如记忆）。通过维护和优化大脑健康，你可以尽可能提升整体能力，维持独立生活的能力。

你的大脑是独一无二的

有了大脑，你才能去思考、去感受、去制订计划、去爱、去大笑、去记忆，去做无数的事情。不仅如此，大脑还会控制你的感官和身体其他部位，包括肌肉、器官和血管。尽管大脑有这么了不起的作用，你却只是习以为常，根本不去考虑它的健康。

科学家曾经以为，大脑就像混凝土一样，是固定不变的。但我们现在知道，大脑会不断发生变化，人的行为、体验和生活选择都会塑造大脑。要让自己的大脑变得更好，采取有利于大脑健康的生活方式是很重要的一点。

你的大脑是独一无二的，是由你每天为之提供的体验和对其提出的要求塑造而成的。你的大脑是动态的器官，不仅会影响到你的行为，还会受你的行为影响。你做些什么、不做什么，会影响到大脑现在的功能，也会影响到大脑在日后面临挑战时具有多大的韧性。你的大脑会不断发生变化，推动其变化的动力就是你的行为和体验。

你的大脑具有可塑性，这里的"塑"不是指制造信用卡的塑料，而是像橡皮泥一样柔韧。神经可塑性是人脑的基本特征。这不是人的专利，但人脑的适应力确实特别强。虽然遗传学决定了人和黑猩猩的脑部大小，但人脑对环境影响的反应能力更强，使得人脑及其行为可以不断适应环境变化。我们往往非常看重基因，但生活方式和生活体验对于决定大脑形状、大脑生长和进化方式都是至关重要的。你可以通过体验改变自己的大脑。正如锻炼身体可以塑造肌肉，学习也可以塑造你的大脑。

积累信息

要改善财务状况，最好的做法之一就是增进财务知识。为此，你可以学习掌握财务概念和风险，了解投资机会。此外，你要了解自己，了解自己目前的财务状况和资产，这样才能做出更明智的财务决策，最大限度地提高投资回报率。一份明智的投资计划会考虑到你独特的需求，让你在当下生活宽裕，为未来筹谋，遇到艰难时期也有备无患、游刃有余。

促进大脑健康也是同样的道理。看了这本书，你就为此迈出了非常重要的一步，可以增进对神经科学和痴呆症风险的认识，也更好地了解到投资大脑健康的机会。做完书中的自我测评，写完日记，你会积累许多方面的重要信息，包括自己、自己目前的习惯、自己的资产和风险。这些个人信息可以帮助你做出更明智的选择和决策，关注投资大脑健康，也有助于尽可能降低痴呆症风险，尽量提高投资回报率。在这本书里，你可以把这么多的信息融会贯通，如实建立自己的大脑健康档案，更好地制定有利于大脑健康的初步计划和长远投资策略。

分散投资

你的大脑健康档案有点像财务投资组合。优秀的财务顾问会建议你分散投资，以管理风险。财务投资没有"一刀切"的方法。财务顾问会根据你的财务目标、目前的财务状况、你的投资期限和风险容忍度，建议你打造适当的投资组合。他们会鼓励你在不同类别的股票、债券和其他投资之间和之内分散投资。分散投资并不能保证取得成功，但通过打造多元化的投资组合，你可以在投资组合中某些持仓下跌或表现欠佳时，还有其他持仓有望带来收益。

分散投资的建议也适用于大脑健康。对于大脑健康，"一刀切"的计划也是不奏效的。你需要根据个人目标、目前的大脑健康状况、时间表（年龄、人生阶段），以及现有和能够改变的风险因素，来建立有利于大脑健康的投资组合。我也鼓励大家在有利于大脑健康的不同投资类别之间分散投资。除了在睡眠、压力管理、社交、脑力刺激、心脏健康、锻炼身体和心态之间分散投资，还要在这些类别之内分散投资。例如，在锻炼身体中，你需要进行有氧运动、强化肌肉、训练平衡和少坐多动。

广泛投资才是明智投资

投资大脑健康，并不能保证你不会患上痴呆症，但可以帮助你减轻这种疾病对你记忆的影响，维持独立生活的能力。没有什么可以保证你不患上痴呆症，但投资大脑健康，你的人生将以各种方式收获丰厚的回报。每天做出有利于大脑健康的选择，可以为你的生活重新注入活力，让你获得更大的满足感。你的各个投资类别也可以收获回报和附加福利，包括心脏更加健康，睡得更好，笑得更多，思维更加敏捷，记忆力更强。在投资大脑健康时，广泛投资才是明智投资。

定期检查

财务顾问还会建议你定期检查投资组合，至少每年一次，每逢财务状况发生了重大变动，例如失业或继承遗产，也要进行检查。定期检查和更新大脑健康档案也是明智之举。大脑健康是一项长期投资。

这本书帮助你制订的大脑健康计划，是实施长远策略的第一步，旨在日复一日地促进大脑健康。通过定期检查和更新大脑健康档案与大脑健康计划，你可以追踪自己的进展，考虑情况的变化，评估是否需要进行"资产"组合再平衡[①]，或者重新考虑某些具体投资。

---

① 在投资中，投资组合再平衡是指在当前资产配置与目标配置出现偏差时，及时调整各类资产的权重，以实现投资组合的资产配置初始目标水平。这里是指评估是否偏离目标，如有偏离，需要进行调整。——译者注

有百利而无一害

在接下来的100天里，你会辨认出自己有哪些习惯有利于大脑健康，有哪些行为可能妨碍大脑健康或增加痴呆症风险，需要改正。这是有百利而无一害的。论及大脑健康，你完全有能力有意识地做出有利于大脑健康的选择，在日常生活中做出简单的变化，把"债务"转化为"资产"。

关爱大脑健康，人人有责

无论你是刚退休，正在求学，还是在职人士，这本书旨在说服你马上行动，投资大脑健康。你的头脑中有一项了不起的资源：你的大脑比金钱能买到的任何东西更加复杂，是无价之宝，是你今生收获的最好礼物，所以，请务必珍惜它、滋养它、激发它，让你的人生发挥最大潜力。

投资大脑健康，永远不嫌早，也不嫌晚。

每个人都需要考虑大脑健康。

马上行动，促进大脑健康

你的大脑正在萎缩。从30岁起，我们的脑容量[①]每年缩小一点，这个过程称为"萎缩"；到了60岁，萎缩的速度会加快。但无须绝望，这

---

① 脑容量：颅骨内腔容量大小，灰质和白质容量之和，经常还包括脑脊液。——作者注

本书会解释为什么说过上有利于大脑健康的生活，能帮助你对抗萎缩，维持脑容量。

即使是我们小时候做出的生活选择和体验，也可能增加患病风险，日后损害认知功能。就像大多数老年病一样，阿尔茨海默病和其他痴呆症的决定因素是分布在人生各个阶段的。接下来的章节会解释到，其中许多决定因素是可变的，这意味着你可以马上采取行动，降低日后面临的风险。

如果缺少了刺激、营养、有利于大脑健康的环境，即使是小孩子的脑部也难以正常发育。我们小时候的体验以及给孩子带来的体验会影响到他们的大脑健康和大脑发育，不仅会影响到他们儿时的大脑功能，还会影响到他们整个一生大脑的运作。

青少年的大脑会经历神经重组的剧烈时期。神经元网络①会越用越强，随着大脑发育成熟，闲置不用的神经元网络会萎缩。青少年时期充满了压力，负责记忆功能的脑区特别容易受到压力影响。我们应该把握青春期的大好良机，做出有利于大脑健康的生活选择，训练这个脑区健康运作，产生持久的积极影响。

年轻人可能自以为青春无敌，不需要为自己的未来做投资。其实，越早开始投资大脑健康，收获越大。年轻人或许并不看重预防老年病，甚至连想也没想过，但谁也说不准会不会在事故中或运动时出现脑损伤。大脑越是健康，就越具有韧性，能够更好地康复或者调动大脑代偿功能。我们需要考虑大脑健康，刻不容缓。

---

① 神经元网络：神经系统中相互联结的神经元（脑细胞）网络。——作者注

即使你已经60多岁了，大脑仍会继续发生变化。坦白说，"老来学艺难"这句俗话是不对的，年老还是可以学艺。过上有利于大脑健康的生活，迎难而上、积极动脑，是维持认知功能的关键，特别是现代人的平均寿命比古代人更长。做出有利于大脑健康的选择，可以在延年益寿的同时提高生活质量。

投资大脑健康，不用花费你一分钱，你只要投入时间和精力就可以了。这本书里有利于大脑健康的建议都是免费的。其中当然有难易之分，但都在你控制范围内，可以融入你的日常生活。

预防和优化

我们在欧洲各地做了调查，询问人们对年老时最害怕的是什么，回答是失去记忆和独立生活的能力。受访者也表示，痴呆症是他们最畏惧的疾病。悲哀的是，他们的恐惧并非毫无依据。现在人均寿命延长了，但心智功能衰退经常会损害老年人的生活质量。认知功能衰退是老年人面临的最大健康威胁之一。

心智功能衰退是妨碍老年人独立生活和社交的最大障碍。老年人若患有认知障碍，即使还不符合痴呆症诊断标准，也会加大病情发展为痴呆症的风险，还会增加医疗费用，加大出现神经精神症状和残疾的风险。

促进大脑健康，不仅可以预防风险，还能优化表现。过上有利于大脑健康的生活，不仅可以降低痴呆症风险，维持日后的记忆功能，还能在当下优化大脑表现，提高生活质量。即使你已经确诊或患有记忆障碍，也要做出有利于大脑健康的选择，这可以帮助你优化大脑功能。

老化和痴呆症

许多文献记载，不同年龄的人存在认知表现差异，老年人的认知表现会有所下降。传统上，当脑部没有患病，这些与年龄相关的认知缺陷被视为老化过程的结果。然而，对认知功能衰退不可避免的假设是值得怀疑的，因为：一大部分老年人并未出现认知功能衰退；在出现认知功能衰退的老年人中，认知功能障碍的性质和严重性存在很大差异。

目前，全世界接近5,000万人患上了痴呆症。这个数字预计每20年翻一番，到2050年，痴呆症患者人数会达到约1.32亿人。这些预测数字相当惊人，而痴呆症至今仍是不治之症，因此，防患于未然是至关重要的。2018年，全球对痴呆症患者的医护费用约为1万亿美元。这个数字到2030年预计会上升到2万亿美元。目前每3秒钟就会有一名新的痴呆症患者被确诊。

改变生活方式

我母亲就是一名痴呆症患者。我深切明白，痴呆症会对患者及其家人的生活产生重大影响，因此，对被确诊的人感同身受。值得庆幸的是，有关降低痴呆症风险的科学证据快速发展。确认风险因素并采取相关行动，可以保护个人，降低出现痴呆症症状和病情发展的风险，这无论是对我们、对子孙后代，都是改变未来的绝佳机会。

世界卫生组织把预防痴呆症确定为公共卫生重点，并表示已经有足够的证据证明，政府应该把降低痴呆症风险纳入公共卫生政策。在**阿尔茨海默病的所有病例中，多达一半可归因于七个可变风险因素。**

- 缺乏运动

- 缺少认知活动/受教育程度较低

- 高血压管理不好

- 2型糖尿病

- 中年肥胖

- 吸烟

- 抑郁症

考虑到其中许多风险因素是相互关联的（例如肥胖、缺乏运动、糖尿病），欧洲、英国和美国大约有30%的病例可归因于这七项生活方式因素。

从种种证据可见，预防是应对痴呆症的合理方式，我们是时候从一味关注治疗和管理痴呆症，转向把预防痴呆症和促进大脑健康列为重点。只要每10年把这七项风险因素的发生率降低10%，到2050年，全球阿尔茨海默病的患病率就可以降低8.3%。

第三章至第八章解释了为什么计划包含的七项生活方式因素中，每一项对大脑健康来说都至关重要。完成这些章节中的自我测评，你会建立一份个人档案，清楚了解自己在每项因素中的资产和风险，制定个人目标，消除影响大脑健康的障碍。每一章都提供了切实可行的贴士，帮助你制定实用的分步行动计划，在每一项因素上增加资产、降低风险。

完成本书末尾的"100天日记"，是你的行动计划中不可或缺的一部分。要养成有利于大脑健康的习惯，关键是每天至少为此做一件事。在日记中记录你每天采取的行动，可以帮助你坚持做出正确的选择。

　　你每天已经在做的事里面，很可能许多都是有利于大脑健康的。在"100天日记"中庆祝这些健康的习惯，也是很重要的，如果你愿意，可以在网上和亲朋好友分享，也可以在社交媒体上发布。

　　重要的是，你要有意识地把每一天过得有利于大脑健康。

　　至今，还有许多人误以为痴呆症是年老的正常情况。这本书的计划是基于科学研究，证明了只要改变生活方式，甚至只要调整心态，就可以促进大脑健康，为脑功能减退提供缓冲。下一章分享一个好消息：你的大脑具有韧性。请继续看下去吧，了解你要怎样建立储备，促进大脑健康。

第二章

建立储备

　　采取有利于大脑健康的生活方式，有助于预防大脑萎缩或减缓大脑萎缩的速度。

　　你的大脑储备越高，在遭遇衰老、损伤或疾病导致的脑部变化时，表现就越好。

> 重复的行为塑造出我们，所以，卓越不是一种行为，而是一种习惯。
>
> ——亚里士多德
> （Aristotle）

拥有充足的储备，才能在艰难时期有备无患。万一在经济衰退期间失业，储蓄还能让你维持生活。在大自然中，冬眠的动物会在入冬前大量进食，以便储备过冬的能量。我们的大脑也有储备，可供面对衰老、损伤和疾病时的消耗。

为了解释这一现象，研究人员有时会区分大脑储备和认知储备。这两个概念可以说是人为划分的，我们可以这样理解：大脑储备是硬件，认知储备是软件。我们一生中接受的教育、从事的工作和休闲活动等，可以维持大脑储备，增加认知储备。这是十分活跃的研究领域，随着大脑逐渐掀开神秘的面纱，储备的概念也在持续演变。

"萎缩"是指身体任何部位体积缩小。你的大脑每10年可能萎缩约2%，导致体积缩小，功能减退。"大脑萎缩"也称为"脑萎缩"，是指脑细胞数目减少，细胞之间的联系中断。这可能仅限于某个脑区，也可能出现在整个脑部。这听起来有点灰暗，但无须绝望，大脑萎缩是与许多可防、可变、可逆的因素相关的。

许多方法都有助于预防大脑萎缩或减缓大脑萎缩的速度，包括采取有利于大脑健康的生活方式，如不吸烟，定期锻炼身体、社交和参加脑力刺激活动，健康饮食，优化睡眠和压力水平。本章简短的自我测评在"100天日记"末尾会重复出现，你可以比较自己实施计划前和实施计划后的得分。在下文中，你会了解到储备的原理，你为什么需要储备，以及如何建立储备。

有益大脑：什么是储备

为什么我们说大脑在面对疾病、衰老甚至是损伤时具有韧性呢？这是因为研究人员重复观察发现，脑疾病或损伤的程度与这种疾病或损伤的临床表现并没有直接关系。基本上，临床医生多次注意到，脑损伤或疾病的严重性未必与症状的严重性相关。

例如，不同的病人遭遇严重程度相同的头部外伤，可能会出现程度截然不同的认知障碍，以及不同的恢复轨迹。同样，相同程度的中风可能会对一位病人的认知功能产生重大影响，而对另一位病人的影响较为轻微。

对于与年龄相关的脑部变化，甚至是阿尔茨海默病相关的病变，有些人的耐受力比其他人更强，还能维持认知功能。我在这本书的导言中提到，在尸检时大脑病变足以诊断为阿尔茨海默病的人中，有多达四分之一在死前并未出现认知障碍。要解释大脑的这种韧性，就涉及储备的概念。

大脑基本原理

现代科技和科学进步所揭示的大脑内部运作，只不过是脑部奥妙的冰山一角，还有许多谜题等待我们揭开。但迄今为止，我们了解到大脑是动态的器官，不仅会影响到我们的行为，还会受我们行为的影响。

进　化

一种理论认为，随着时间的推移，三个不同的脑部相继出现，构成了如今你头颅中相互关联的复杂器官。从里到外，核心（进化史上最古老的部分）由脑干组成。脑干犹如植物的茎秆，连接脑部和脊髓。茎秆状的脑干包含了控制生命攸关的功能的结构，这些功能是你不必有意识思考就会自动维持的，例如心率、血压、呼吸和消化。

"第二脑"称为"缘脑"，最初大约在1.5亿年前在小型哺乳动物身上出现，其进化被视为是为了管理"战斗或逃跑反应"的神经回路。这本书中会有很大篇幅介绍其主要结构：海马体和杏仁核，因为这些结构涉及学习、记忆、情绪、心情、恐惧、压力和无意识判断，可能对你的行为产生重大影响。

海马体呈海马形状，是研究最多的脑区之一。这个脑区特别容易受到阿尔茨海默病带来的损伤，但也能够在人的一生中长出新的神经元（神经发生）。杏仁核呈杏仁形状，附着在海马体的末端，是边缘系统的重要组成部分，在社会行为以及情绪反应的加工和记忆中扮演关键角色，尤其是与恐惧相关的方面。

"第三脑"是新皮质，顾名思义，是脑部进化相对较新的产物，200万—300万年前才在灵长目动物身上出现，伴随着人属的诞生。这是大脑皮层^①的一部分，负责使人类有别于其他动物的所有高等功能，例如语言、思维、感官知觉、运动指令的产生等复杂功能。新皮质令人着迷之处在于十分灵活，似乎具有无限的学习能力。

折叠卷曲

大脑分为左右脑半球。大脑外皮层布满脊纹和沟裂，折叠卷曲，布满皱纹，这个绝妙的结构宛如宜家设计一般节省空间，让你的头颅中容下更多脑部。**若是把人脑的所有褶皱烫平，在客厅摊开，面积大约会达到1平方米。**

人类认知是错综复杂的。为了方便理解认知功能，我们分为六大神经认知领域，分别是：学习和记忆、执行、复杂注意力、社会认知、语言和知觉动作功能。

谈及这些认知功能，布满褶皱的大脑皮层有不同分区，大体上负责脑部不同的功能。科学家把皮层分为四个脑叶，脑叶是与若干过程相关的解剖区域。这四个脑叶并非孤立的器官，彼此之间以及与其他脑区都会互动。每个脑叶依赖其他脑区和外界环境提供的信息，完成你需要处理的任务。

脑额叶位于你的额头后方，在许多执行功能中扮演关键角色，让你能够吸纳其他脑区和外界环境的信息，从而制订计划，进行批判性思考，解决问题，集中注意力，做出决策，控制冲动，理解和预计自己的行为会产生的后果。

---

① 大脑皮层：大脑表面薄薄的外层（cerebrum是拉丁文，意为大脑）。大脑皮层是高度发达的脑区，约占大脑的三分之二，分为四个脑叶：脑额叶、顶叶、枕叶和颞叶。——作者注

顶叶位于脑额叶后方，负责加工来自各个感官的信息，把这些信息与你的记忆和意义联系起来。

枕叶位于大脑半球后端的部分，在顶叶后方、小脑上方，看起来有点像网球，就在你的后颈之上。枕叶就像长在你后脑勺上的眼睛，因为这个脑区加工的是视觉信息。

颞叶位于你头部的侧面，负责加工声音。这包括感知声音，理解声音的意义，记住声音，解码听觉信息（包括区分音量和音频），以及理解语言和说话。

每个人的脑叶都有着类似的结构，但你的生活体验会持续改变和塑造你的大脑，因此，你个人的生活接触决定了你自己的脑叶是独一无二的。

大脑会交谈

你的大脑中包含了数以十亿计的相互联结的细胞，这些细胞会相互"交谈"，这样一来，你才能感受到阳光照在脸上，跟朋友聊天，期待放假，害怕考试，学会使用新手机，记得把车停在了哪里，决定穿哪件衣服，思考政治、哲学问题，或者想吃方便面……

据巴西神经科学家苏珊娜·埃尔库拉诺—乌泽尔（Suzana Herculano-Houzel）表示，你的大脑由大约860亿个神经元组成，她用了一个巧妙的方法制作"脑之汤"，以此计算神经元的个数。每个神经元与其他神经元之间平均有7,000个至10,000个联结，这意味着你脑中的神经元联结个数就跟银河系中的星星那么多。

神经元又名神经原或神经细胞，是大脑运作的基本单元。其主要功能是传递信息。事实上，这些神经细胞之间的通信是大脑所有功能的基础。你每次做一个动作，感觉风吹在脸上，听见一个声音，或者回想起一段记忆，这些信息都是通过电化过程在神经元之间传递的。

神经元通常会有高度专门化的分枝延伸出细胞体。其中，形似树枝的称为"树突"，就像天线一样接收传入的信息，转给神经元的细胞体，而细胞体则起到控制中心的作用。而类似电缆的突起称为"轴突"，把信息从控制中心传递到脑部其他神经元和体内其他类型的细胞。

在细胞体中，所有传入的信号会汇总起来，在细胞与轴突相连处生成响应信号。电信号经过轴突传送到神经末梢，再转化为化学信号。一个神经元的轴突与另一个神经元的树突相互接触之处称为"突触"，这里是两个神经元之间的缝隙，信息从·个神经元传递到另一个神经元。突触会释放出化学信使，称为"神经递质"。你拥有100万亿—500万亿个突触。

神经通路

大脑神经元之间传递信息的通路称为"神经通路"，神经通路使用得越多，就变得越强。这就像在田野中或森林里走出来的路。当你学习一样新东西——学习新运动，走一条新路上班，学习新语言，或者学习抵挡让人又爱又恨的甜品的诱惑，起初似乎都很难。但当你不断重复同一项任务，你就会在脑中形成或"连接"更强的神经通路，久而久之，新任务就会习惯成自然。当你努力培养有利于大脑健康的新习惯时，请记住这一点。

除了神经元之外，你的大脑还包含数以十亿计的神经胶质细胞，在维持大脑健康运作方面扮演着重要角色。如果说大脑神经元就像信息高速公路，那么神经胶质细胞就是建造者、修理者、保护者和服务提供者，全天候维持着神经元的电化过程。神经元需要快速传导神经脉冲。神经胶质细胞可以包裹住轴突，形成绝缘护套（就像你家里电线的绝缘层），从而实现神经脉冲的快速传导。这个护套由称为"髓磷脂"的白色脂质组成，可以加快神经传导。

由髓神经纤维组成的脑区常称为"白质"，这是因髓磷脂的颜色而得名的。与此相反，灰质由神经细胞体、树突和轴突末梢组成。

储　备

本质上，脑损伤或疾病的程度与这种损伤或疾病的临床表现（包括对认知功能的影响）之间存在脱节，而这种脱节可以用储备来解释。

大脑储备

大脑储备与大脑结构息息相关，包括灰质、白质和皮质厚度。大脑储备是指大脑本身实际存在的差异，或许可以解释为什么一个人对损伤的耐受力比另一个人更强。

脑部大小很重要

以玛丽和简为例。两人的脑中都有一样多的炎斑和缠结，但脑部大小不同。与简相比，玛丽的神经元更多，突触密度更大，脑部更大。这意味着在两人患病前，玛丽的脑部比简更大，因此，玛丽抵御相同病变影响的韧性更强。决定两个人认知功能差异的并非病变程度，而是患病前的脑部大小。

比较认知功能水平不同的人，你会发现这些差异是与一个人的脑部大小相关，而不是与病变程度相关的。简言之，脑部大小很重要。

当一个人的认知功能出现障碍，不一定会马上出现症状，这是因为他可能有更多的神经元和突触，只有在失去更多的神经元和突触之后，才会达到临界值，出现临床症状。随着病情发展，脑组织的患病部分增加，完好部分减少，直到发展到某个阶段，完好部分无法再维持正常的认知功能。

大脑储备是指大脑具有韧性的结构性特征，能够抵御与衰老或疾病相关的萎缩或消耗。你的成年大脑越大，能够抵御损伤或疾病对功能影响的时间就越长。

大脑保养

在任何一个时间点上，你都有一定的大脑储备，你的大脑储备越高，在遭遇衰老、损伤或疾病导致的脑部变化时，表现就越好。我们曾经以为，一旦这些大脑储备耗竭了，就再也没有了，你没法重新增加储备，只能向临床症状或缺陷屈服；就像我们曾经以为一旦成年，你就不再会产生新的神经元，只能任由神经元的数量减少。

但我们现在知道，大脑储备没有这么简单。我们知道大脑会随着体验而变化。刺激性环境可以促进新神经元生长。脑源性神经营养因子（BDNF）被称为大脑的美乐棵（Miracle-Gro）营养土，是一种在神经可塑性方面扮演重要角色的分子，可改善神经功能，保护细胞免受压力和细胞死亡的影响，促进神经元生长，就像肥料可以促进植物生长一样。脑源性神经营养因子对学习来说是至关重要的，好消息是，有氧运动可促进脑源性神经营养因子浓度增加，提高认知功能。刺激性环境也可提高脑源性神经营养因子的水平，促进神经可塑性。

科学家最新研究认为，我们是有可能维持大脑储备的。随着年龄增长，大脑会萎缩，但你可以从事促进神经发生和神经可塑性的活动，以此抗衡大脑的消耗。

想一下你认识的所有退休人士。恕我大胆猜一下，如果你想到10位65岁以上的退休人士，那么当中或许有一位患上了阿尔茨海默病，有一两位的思维还十分敏锐。其他人介于两者之间，加工信息的速度比以前略慢，或许对新事物的记忆力比较差，但几乎所有人都可以给你讲述年轻时的故事。说实话，这些老掉牙的故事你已经听得耳朵生茧，都会背了。事实上，虽然许多人老了以后认知功能衰退，但其性质或严重程度是不一样的。

大脑病变相对是多是少，是导致认知功能差异的最大原因。当然，病变越少越好，但各项生活方式因素也有助于抵御病变的影响，延缓与年龄相关的脑部变化。

大脑保养有助于维持你目前的大脑储备水平。事实上，有一些活动可以让大脑产生积极的变化，例如脑力刺激活动（第五章）和身体锻炼（第七章）。加强认知活动也有助于维持你的全脑容量，尤其是海马体体积（负责记忆和学习的脑区）。身体锻炼也有助于增加全脑容量和海马体体积。有些人保养大脑（和维持大脑储备）比其他人更加成功，这种现象或许是生活体验的差异导致的，例如教育、职业和一些休闲活动。毕竟，大脑是具有可塑性的，换句话说，人的体验和学习会让大脑发生变化。

认知储备

认知储备是指面对衰老、损伤或疾病带来的冲击，认知网络具有的可塑性或灵活性。以本杰明和基姆为例，两人有相同的硬件（大脑储备）。但本杰明的相关软件（认知储备）与基姆不同，可以更好地应对或适应与年龄相关的脑部变化带来的冲击，因此，对脑部变化的耐受力更强。

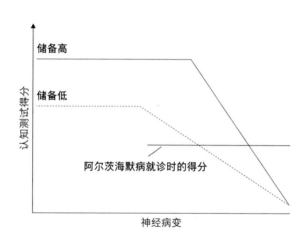

图2-1　认知储备高和储备低的人其认知功能变化

此图说明了一个储备高和一个储备低的人，其认知功能可能随着时间推移发生什么变化。两人的脑部开始出现阿尔茨海默病病变，但在最初的阶段，认知表现并未发生变化。到了某个阶段，病变才足以引起认知变化，使得认知测试得分下降。你会看到，储备高的人的认知表现更晚才开始出现减退。储备高的人对病变的耐受力更强，在病变程度加深之后，其认知表现才受到影响。最终到了某个点上，两人的表现是一样的，但对于储备高的人来说，这个点出现在病程发展更晚的阶段。一旦储备高的人认知表现开始减退，减退速度会较快。这个模型解释了我们经常在阿尔茨海默病患者身上看到的认知功能减退的不同轨迹。

（插图来源：斯特恩和Y2012年发表在《柳叶刀》上的《老年和阿尔茨海默病的认知储备》）

认知储备所讨论的，是由于脑部运作方式（而非结构性脑部大小）因人而异，病变和其他类型的脑部变化与这种疾病或脑部变化的临床表现之间存在的脱节。**以阿尔茨海默病为例，当一个成人的大脑耐受阿尔茨海默病病变，并未出现痴呆症临床症状，而相同程度的病变出现在认知储备较少的人身上，却足以导致临床痴呆症，这种耐受力就是认知储备的结果。**

耐受力

认知储备一项重要的假设是，阿尔茨海默病会随着时间缓慢发展，脑部病变好几年后，才会在临床确诊。比起认知储备低的人，认知储备高的人对病变的耐受力强，更久之后才会出现症状，因此，可以延迟临床痴呆症病发。

然而，记得我们在第014页彼得和杰克的例子中谈到，认知储备高的人一旦开始出现认知变化，痴呆症症状的发展速度往往会更快。本质上，这是由于他们的症状在病程更晚的阶段才会出现。当他们表现出认知功能减退时，脑部病变的程度要深得多，因此，从出现临床症状到脑部病变导致功能完全失常之间，相隔的时间更短。

从积极意义上来说，拿脑部出现了阿尔茨海默病病变的整段时间计算，他们认知功能正常的时间所占比例更大，认知功能失常的时间所占比例更小。

神经储备和神经代偿

认知储备包括两种机制：神经储备和神经代偿。

比较拥有正常健康脑部的两个人，其脑部的认知加工是不一样的，两个人各不相同。神经储备反映了人与人之间认知加工的差异。

另一方面，神经代偿是指为了应对大脑病变、其他类型的脑部变化，甚至是从事更具挑战性的任务，认知加工可能发生的变化。

神经储备反映了为认知表现提供支持的脑网络的差异。同样拿软件打比方，一个人的神经网络可能更高效、更灵活，在系统被疾病入侵时，应对能力更强。

由于每个人的生活体验是独一无二的，我对一项任务的神经加工可能比你对同一项任务的神经加工更为低效，具体视手头的任务而定。例如，假如我们俩都患病，由于你的神经网络更为高效，或许你能够完成任务（能找到恰当的词语表达），而我的神经加工更为低效，网络遭到疾病入侵后，无法再加工任务，出现缺陷（词不达意）。

神经代偿反映了在遭遇疾病、损伤或衰老，标准加工网络受到破坏的情况下，人们调用大脑替代网络的能力之间的差异。当大脑遇到挑战或者大脑完整性受到病变的威胁，大脑不是束手无策，而是积极地努力继续完成任务，调用替代的神经网络和脑结构，应对损伤；而换作大脑完好的人，在执行同一项任务时，通常是不会用到这些神经网络和脑结构的。

教育和工作

在储备研究早期，科学家发现，接受教育少于8年的人罹患痴呆症的概率，是受教育程度更高的人的两倍多。科学家想知道，究竟刺激脑力的工作能否提升储备。他们把研究对象分为两组，一组是低水平职业（非技术性/半技术性工人、熟练技工/手工艺人和文员/办公室职员），另一组是高水平职业（企业管理者/政府公务员和专业人员/技术人员）。

他们发现，一生从事低水平职业的人罹患痴呆症的概率，也是一生从事高水平职业的人的两倍多。

休　闲

接下来，鉴于许多休闲活动都可以刺激脑力，科学家把注意力转向休闲活动，研究休闲活动能否建立储备，防范阿尔茨海默病病变表现为临床痴呆症。他们访问了另一组老年人（受访者并未被确诊为阿尔茨海默病患者），询问他们在上一个月，是否参与过下列13项活动之中的任何一项。

- 编织、音乐或其他爱好

- 休闲散步或旅游

- 探访亲朋好友

- 亲朋好友到访

- 体能锻炼

- 去电影院、餐厅或现场观看体育赛事

- 看杂志、报纸或书

- 看电视或听收音机

- 做无偿的社区志愿活动

- 打牌、玩游戏或玩宾果游戏

- 参加俱乐部或去活动中心

- 上课

- 上教堂、犹太教堂或去寺庙

　　他们把受访者分为两组，一组参与休闲活动少（6项或更少），另一组参与休闲活动多（多于6项），结果发现，参与休闲活动多的那一组罹患痴呆症的风险较低。20多项研究分析了教育、职业和从事刺激脑力的活动对痴呆症的影响，研究结果显示，这些活动对认知储备产生了保护性作用，把罹患痴呆症的风险降低了46%。

> **不假思索**：从事刺激脑力的活动，可维持大脑储备，增加认知储备。重复有利于大脑健康的习惯，最终会打破旧有行为模式。

损害大脑：老了以后，你的大脑会怎样

　　随着年龄增长，大脑会萎缩。脑中的分子、细胞和血管也会发生变化，影响到你的认知功能。整体上，全脑会萎缩（缩小）。由于大脑的腔室（脑室①）扩大，大脑的萎缩是从里到外的。在一些脑区，会出现神经元损失，树突（树枝）和轴突（电缆）退化，神经递质（化学信使）减少。

---

① 脑室：脑中互相连通的腔室，内含的脑脊液可保护、清洁和缓冲大脑。在这个脑室系统中生成的脑脊液，有助于维持大脑的化学稳定性，清除大脑代谢产生的废物，为神经系统组织提供营养素。——作者注

血流和消耗能量的速度（代谢率）也会出现局部性下降。老化也会导致灰质出现化学"黏稠"蛋白的异常沉积（称为"炎斑"），以及蛋白的束状纤维包绕（称为"缠结"）。在一般老化过程中，这些炎斑出现在脑额叶和颞叶；而在阿尔茨海默病患者中，炎斑主要出现在海马体和蓝斑核[1]，两者都负责学习和记忆。

你的大脑在萎缩

从早年起，脑容量就开始缩小，在整个成年期逐渐萎缩。到了30岁，脑容量已经大幅缩小。人一生中全脑容量的缩小，很大程度上是灰质容量减少导致的。

容 量

在成年的大部分时间里，你每年会失去大约0.2%的脑容量。到了晚年，脑容量损失的速度会增加到略低于每年0.5%。在阿尔茨海默病患者中，脑容量损失的速度是未确诊阿尔茨海默病的同龄人的2倍。

平均而言，在30—90岁，你会失去三分之一的海马体、四分之一的脑白质，以及14%的大脑皮层。萎缩不是在皮质平摊的，因此，或许你的颞叶、顶叶和枕叶缩小了约1%，而前额皮层[2]严重萎缩，在51—60岁缩小了22%，到65岁退休时更缩小了惊人的43%。

---

[1] 蓝斑核：蓝斑核位于脑干，涉及应激反应，生成去甲肾上腺素，去甲肾上腺素在学习和记忆中扮演角色。蓝斑核的字面含义是"蓝色的斑点"。——作者注

[2] 前额皮层：大脑皮层的一个区域，覆盖脑额叶的前部。——作者注

白　质

我们知道白质会随着年龄增长而变化，而究其背后的原因，却并不清楚，不过，这有可能是跟与年龄相关的大脑信息加工放缓有关的。白质有高度组织的纤维束。当一个人的大脑执行功能和言语流畅性欠佳，这就与老化脑部的白质纤维束退化相关，尤其是在脑额叶。

如果你的执行功能受到影响，你可能（例如）搞不清时间，容易分心，容易忘事，注意力涣散，或者胡说八道。言语流畅性是一项认知功能，依赖执行控制，涉及从记忆中提取信息。

自我测评：言语流畅性

在这个自我测评中，你需要一个计时器和一个录音机[①]（例如手机上的录音应用程序）。设定计时1分钟，录下自己在1分钟内能说出的尽量多的动物名称。

你的得分是可接受的总单词数——已灭绝、想象或魔幻动物名称是可接受的，但自己给动物取的名字（例如"斑点"或"毛毛"）是不可接受的。单词错误、变体和重复都不算正确。

听回放，记录自己说出的正确单词数（总分）：_____。

你的得分意味着什么

年龄和受教育程度会影响到一个人在这项任务中的表现。平均得

---

① 如果你没有录音机，在说出动物名称时，让朋友帮你数一下可接受的正确回答数。——作者注

分如下。

16—59岁：

接受9—12年教育 = 20

接受13—21年教育 = 22

60—79岁：

接受0—8年教育 = 14

接受9—12年教育 = 16

接受13—21年教育 = 18

80—95岁：

接受0—8年教育 = 13

接受9—12年教育 = 14

接受13—21年教育 = 16

以上数据可以让你了解自己的表现是高于、低于还是处于同龄人的平均范围。

与生活方式相关的萎缩

论及神经元和突触，损失也是选择性的，一些脑区会失去神经元，而另一些脑区却能保住神经元。一般而言，在一般的老化脑部，大脑皮层额叶和颞叶、海马体（你有两个，左右脑半球各有一个）、脑干和蓝斑核会出现神经元损失。这些结构性变化会影响到大脑的联结和功能反应。

对动物的研究发现，比起年幼动物，年老动物更难以实现学习和记忆的细胞基础。衰老带来了这么多损失，有点令人沮丧，但我们对老化脑部了解越多，就越明白即使大脑萎缩是渐进式的，但通过改变生活方式，可以减缓甚至逆转大脑萎缩。这也是理所当然的，毕竟，大脑萎缩与心血管疾病、肥胖、糖尿病、不良的睡眠习惯和压力密切相关。

速度放缓，但依然准确

即使到了晚年，大脑还可以保持相对健康，运作良好。事实上，疾病是导致大多数功能减退的原因。如果大脑没有患病，大多数人随着年龄增长，大脑加工速度会整体放缓，对近期事件形成新记忆的能力有所减退。但即便如此，在许多情况下，我们所谓的记性不好（例如忘了把钥匙放在哪里）可能其实是没注意，而不是真正的记忆障碍。如果你没有"注意"把某样东西放在了哪里，你就没法编码把这样东西放在那里的记忆，也就很难回想起从未编码的记忆。

自我测评：记忆、健康和幸福

要完成这个任务，你需要一支笔和一张纸。

在大约30秒时间里，阅读下列清单，每个单词关注的时间不超过几秒。

1a. 记住这些单词。

猫	钢琴	萝卜	桌子
窗户	面包	夏天	帽子
玻璃	货车	电话	指甲

1b. 现在合上这本书，尽量写下你记得的单词。

你的得分是正确回想起的总单词数。

你的得分是：_____。

你的得分意味着什么

短时记忆平均能储存的信息组块是7条（5—9条）。如果你的得分介于5—9之间，你的短时记忆表现处于平均水平。如果你的得分高于9或低于5，你的表现分别高于或低于平均水平。

2. 你怎样评价自己目前的一般健康状况？

极佳 □　　很好 □　　好 □　　普通 □　　差 □

3. 你怎样评价自己目前整体的身心健康状况？

极佳 □　　很好 □　　好 □　　普通 □　　差 □

4. 你怎样评价自己目前的日常记忆力？

极佳 □　　很好 □　　好 □　　普通 □　　差 □

大脑老化会对认知功能产生影响，意味着你需要更努力才能想起自己要在超市买什么东西，才能加工和回应信息，推理解决问题。尽管这需要更多的时间和精力，但值得欣慰的是，你的准确性还是一样的。你也可以加强练习，为此提供补偿。词汇、长时间练习的技能、不需要依赖加工速度的技能，这些方面通常会保留。好消息是，有些认知技能甚至会随着年龄增长而提升，例如知识和智慧。

晶体和流体

我们有时会区分"流体能力"和"晶体能力"。晶体能力是指一生中积累的知识和经验，流体能力是指以灵活应变的方式运用这种知识的能力。

当然，这两种认知能力多半不是相互独立的，例如，你目前的晶体能力（知识和经验）可能会影响到流体能力的有效性。反之亦然，你积累知识的能力可能取决于你灵活应变的能力。

流体能力是指思考、快速行动、解决新问题和编码短时记忆等能力。与此相反，晶体能力反映在知识、一般信息、语言运用和广泛的习得性技能等测试之中。

流体能力似乎会随着年龄增长而减退，而晶体能力往往会在人的一生中保持稳定，甚至有所改善。一般而言，在人的一生中，晶体能力往往在长达60—70年间有所提升，即使出现减退，也只会在晚年后期出现。

老化和记忆

与此相反，在记忆功能和加工速度方面，青年期就会出现持续的线性减退，晚年更会加速。

大多数与年龄相关的认知变化关系到大脑的记忆和加工速度。

"我要花更长时间才能把问题想清楚。"

"我忘了把东西放在哪里。"

"我不记得名字。"

"话到嘴边了，却说不出来。"

我们的反应时间也会随着年龄增长而放慢。年纪大了，我们更容易分心。事实上，老了以后，我们难以排除不相关信息的影响，也就难以有选择性地判断想要记住或留意哪些信息。

比起年轻人，老年人往往需要花更长时间才能完成计时任务，但准确性是一样的。提取信息的速度受到影响，因此，要想起名字或找到恰当的词语表达，需要比以前更长的时间。实际上，在你30岁出头的时候，加工速度就开始下降。工作记忆能力（例如心算能力）会随着年龄增长而减退。知识、对事实的记忆以及对程序的记忆维持不变，甚至会随着年龄增长而提高。

我何时应该为自己的记忆力担忧

如果你一个星期有三次忘了把钥匙放在哪里，未必要为此去看医生。如果你忘了刚认识甚至多年未见的人的名字或长相，也未必要为此上医院。然而，如果你或你爱的人：

- 分不清自己在哪里，或者现在是一天中什么时间；
- 在多年来熟悉的地方迷路；
- 开始每天讲同一个故事，自己却浑然不觉；
- 问题影响到家庭生活或工作，或者影响到你/他们的生活质量。

这可能就应该去看医生了。

词不达意，或者想说快一点却力不从心，确实是令人沮丧的事情。但在这种时候，不要给自己压力。如果你感觉到压力上升，请努力保持平静，放松下来，深吸一口气，给自己的大脑充足的时间和空间去做你想让它做的事。允许自己慢慢来，也不要害怕请别人给你需要的时间。不是什么事情都十万火急的。

如果你怀疑自己服用的处方药妨碍了你的认知功能，去跟医生聊一下，讨论其他治疗方案。保持跟其他人的联系，特别是在情绪大起大落、焦虑不安或心情沮丧的时候。向爱你的人寻求支持——有时候，只要把心里的恐惧说出来，你就会豁然开朗，甚至能找到解决方案。

留意爱你的人是怎么说的。他们可能比你更早注意到问题。平心静气地倾听他们的话，请记住，他们是关心你、为你好的。这些话你肯定不爱听，但忠言逆耳，他们也是好不容易才鼓起勇气告诉你。趁早讨论怎样处理这些小问题，可以防止酿成大问题。如果你感到抑郁，请尽早采取行动，抵抗住不想见人的诱惑。坚持锻炼，拥抱生活，多多微笑。

重度抑郁症可能会让你的思维被愁云笼罩，损害你的记忆。如果你感到抑郁，或者持续几个星期或几个月感到悲伤，请马上采取行动，去看医生。如果你已经看过医生，觉得目前的治疗方案没有效果，请跟医生讨论其他方案，直到你找到适合自己的方案为止。

诚实对待自己，承认自己的局限性，如果你越来越记不住人的长相、地方、把车钥匙放在了哪里，或者突然忘了要说什么，别假装没这回事。

一旦你正视这些局限性，对自己好一点，不要觉得精神快崩溃了。开始采取行动，补救记忆短路，就像你长胖了几斤之后减肥，或者设法支撑其他减退的功能一样。

如果你发现自己的记忆力出现了令人担忧的变化，别妄下结论，马上断定这是痴呆症的开始。除了抑郁症和一些药物之外，还有许多可能干扰记忆的事情是可以轻松补救的，包括缺乏维生素B_{12}、甲状腺疾病、脱水、重症感染、更年期、睡不好、压力和吸烟等。别讳疾忌医，尽早去看医生，或许你会发现，解决方案其实很简单。

痴呆症

痴呆症可能是人们最害怕晚年患上的疾病。世人对痴呆症还有很强的耻辱感，普遍有一些误解。因此，我认为值得花时间概述一些关键的事实。九成老年人不会患上痴呆症，许多人到了八九十岁，也没有出现严重的记忆力减退。

痴呆症不是单一的疾病，不是年老的正常情况，而是由多种可引起脑部变化、干扰多项脑部功能的脑部疾病造成的，这些功能包括学习、记忆、思考、语言、判断、理解、计算、分清时间和地点等。痴呆症是这些疾病造成的后果。

更容易让人混淆的是，痴呆症这个词还是一个概括性术语，可用于描述导致痴呆症功能障碍的各种病况和疾病。60岁以上的老年人中，大约1%会罹患痴呆症。然而，患病率每5年翻一番，所以在85岁以上的老年人中，大约25%会患上痴呆症。虽然痴呆症患者通常是老年人，但年轻人也可能患病；65岁以前发病者，称为"早发性痴呆症"。痴呆症对每个人的影响是不一样的。

阿尔茨海默病是最常见的痴呆症，占比为60%—80%。因此，对痴呆症的一大部分研究是针对阿尔茨海默病。研究人员目前认为，阿尔茨海默病是一种"蛋白质构象病"，也就是说，是由脑部蛋白质的结构变得异常造成的。这些蛋白质（β–淀粉样蛋白和tau蛋白）分别在脑部形成炎斑和缠结，但究竟这是怎样导致神经元损失，还不是十分清楚。对海马体、大脑皮质和缘脑进行电脑断层（CT）扫描，可发现出现萎缩。如上所述，一个人的脑部出现阿尔茨海默病病变（炎斑和缠结），并不代表这个人会出现痴呆症症状。

女性比男性更容易患上阿尔茨海默病。与此相反，男性比女性更容易患上血管性痴呆。血管性痴呆是相对常见的痴呆症，由多种损害脑部血管的常见病况引发，这些病况会阻碍脑部所需的氧气及营养供应，影响人的生存和脑部有效运作。可能引发血管性痴呆的包括中风和其他对脑部血管造成长期损害的病况，如高血压、动脉硬化和糖尿病。其他常见的痴呆症是混合性痴呆（同时患有阿尔茨海默病和脑血管病变）和路易体痴呆，路易体痴呆是指形成路易体（α–突触核蛋白异常沉积）的痴呆症以及伴随帕金森病的痴呆症。

年龄是痴呆症的最大风险因素。除了与认知功能减退或阿尔茨海默病相关的七项潜在可变风险因素（见第一章）之外，痴呆症与饮食和社交孤立也有牵连。研究结果一致发现，不良的饮食习惯（脂肪含量高，蔬菜摄取少）也会加大风险。迄今为止的证据显示，社交孤立也是一项风险因素。

其中一些风险因素与痴呆症之间的关系是错综复杂的。一方面，中年肥胖人士罹患痴呆症的风险远高于体重正常的人；但另一方面，65岁以上的肥胖人士罹患痴呆症的风险降低，而晚年过瘦的人士患病风险增加。这可能是由于在痴呆症表现出明显症状之前长达10年里，身高体重指数（BMI值）会有所下降。

究竟社交孤立与痴呆症之间的关系是怎样的，还是未知数。究竟是社交孤立引发了痴呆症呢，还是痴呆症引起社交孤立呢？无论如何，我们都应该关注社交孤立，因为这关系到抑郁症、心脏病以及其他影响大脑健康的健康问题。

虽然抑郁症与痴呆症之间的联系是毋庸置疑的，但研究发现了一些冲突证据。或许晚年抑郁症并不是风险因素，而是痴呆症的早期症状；又或许抑郁症和痴呆症都有共同的原因。

头部外伤也可能增加风险；唐氏综合征患者罹患痴呆症的风险较高，家族史和遗传学也可能扮演了角色，但与生活方式相关的因素相比，风险较低。由于目前痴呆症是不治之症，可变风险因素是延迟或预防出现痴呆症症状的重要机会。如果我们可以把阿尔茨海默病的发病时间推迟两年，到2050年，我们就可以预防接近2,300万宗疾病！

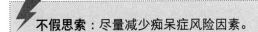

不假思索：尽量减少痴呆症风险因素。

总　结

· 采取有利于大脑健康的生活方式，不吸烟，定期锻炼身体、社交和参加脑力刺激活动，健康饮食，优化睡眠和压力水平，都有助于预防大脑萎缩或减缓大脑萎缩的速度。

· 脑疾病或脑损伤的程度与这种脑疾病或损伤的临床症状并没有直接关系。

· 在任何一个时间点上，你都有一定的大脑储备，你的大脑储备越高，在遭遇衰老、损伤或疾病导致的脑部变化时，表现就越好。

· 刺激性环境可以促进新神经元生长（神经发生），提高脑源性神经营养因子（BDNF）（美乐裸营养土）水平，从而促进脑部的神经可塑性。

· 加强认知活动可能有助于维持脑容量，尤其是海马体，海马体在记忆和学习方面扮演关键角色。

· 身体锻炼有助于加大全脑容量和海马体体积。

· 比起认知储备低的人，认知储备高的人对病变的耐受力强，更久之后才会出现症状，因此，可以延迟临床痴呆症病发。

· 从事更多休闲活动的人罹患痴呆症的风险较低。

· 平均而言，在30—90岁，你会失去三分之一的海马体、四分之一的脑白质，以及14%的大脑皮层。

· 即使随着年龄增长，大脑萎缩是渐进式的，但通过改变生活方式，可以减缓甚至逆转大脑萎缩。

· 即使到了晚年，你的大脑还可以保持相对健康，运作良好。

· 随着年龄增长，你加工信息的速度很可能会整体放缓，对近期事件形成新记忆的能力也会有所减退。

· 尽管完成认知任务可能需要更多的时间和精力，但值得欣慰的是，你的准确性还是一样的。

· 好消息是，有些认知技能甚至会随着年龄增长而提升，例如知识和智慧。

· 痴呆症不是年老的正常情况。

· 九成老年人不会患上痴呆症。

· 尽量减少痴呆症风险因素——这个计划会帮助你做到这一点。

保护大脑的10个实用贴士

要保护你珍贵的大脑，第一步是尽量降低头部外伤的风险。头部外伤最常见的原因是车祸、摔落或枪支走火。很多头部外伤是在运动中造成的。

保护大脑的10个实用贴士

1. 驾车时始终佩戴安全带。

2. 安全驾驶，开车时别玩手机、发短信，绝不酒后驾驶，昏昏欲睡或睡眠不足时不开车。

3. 骑自行车、骑摩托车、坐雪橇、骑雪地摩托车、玩滑板，或者（如有建议）从事身体接触类运动时，佩戴尺寸合适的安全帽。

4. 在黑暗中骑自行车时，用灯光照明，穿着反光衣服。

5. 在工作中遵守健康和安全指引。在适当情况下佩戴安全帽，安全使用梯子和鹰架。

6. 不要站在不稳的椅子上换电灯泡，请使用活梯。做DIY手工时，使用适当的设备，确保梯子稳定。

7. 移除家里可能绊倒人的危险物，尤其是在楼梯上。在浴室里放置防滑垫。不慎打翻液体时，尽快清理干净。

8. 小孩子充满了好奇心，如果你有小孩，要确保窗户是他们的小手打不开的。把家具从窗边移开，防止孩子爬到家具上，从敞开的窗口坠落。

9. 枪支走火，是没有后悔药吃的。如果你拥有枪支，请务必严格遵守安全储存和使用指引。

10. 了解尽量减少和治疗脑震荡的最新研究和医疗意见，脑震荡常见于各项运动，包括美式足球、橄榄球、足球、骑马、拳击和蹦床。尽量降低头部外伤的风险，如果你有孩子，在考虑让孩子参加体育活动时，确保在头部外伤的风险与锻炼身体的好处之间取得适当平衡。

第三章

珍惜睡眠

　　为什么美美地睡一觉醒来，你会头脑清醒，神清气爽？原来，睡眠真的可以给你"洗脑"。

　　睡眠不足可能引发不可修复的脑损伤，而睡眠是大脑的灵丹妙药。

睡眠就像条金链子，把健康和
身体绑在一起。

——托马斯·戴克
（Thomas Dekker）

··睡眠··
（上）

睡眠有多重要，不用我告诉你。你很清楚自己睡不够时，会变得烦
躁易怒，头脑不清——事实上，你满脑子只想去睡一觉。你需要睡眠。
你的大脑需要睡眠。你的身体需要睡眠。睡眠不仅是维护大脑健康的
基本需要，对于身体和心理健康也必不可少。

美国最近进行的一项大规模调查发现，只有三分之二的人经常得
到充足的睡眠，达到健康标准。三分之一的人睡眠不足，蒙受多种慢
性病、癌症甚至早逝的风险。自20世纪80年代以来，在工业化国家，
每晚睡眠时间低于推荐水平的人数持续增长，世界卫生组织把失眠称
为一种"瘟疫"。

我们不需要研发花哨的疫苗来对付这种瘟疫。要改进睡眠健康，有
许多种方法。在本章中，你会看到帮助你睡得更香的实用贴士。你也会

写睡眠日志，完成自我测评，更清晰了解自己目前的睡眠模式，帮助你改变自己的睡眠习惯，促进大脑健康。你会使用这些信息建立自己的个人睡眠档案，设定目标，制定睡眠行动计划（见本章下）。

首先，我们会探讨睡眠的神经科学，发现我们为什么要睡觉，我们睡觉时大脑会怎样，以及大脑缺觉时会怎样。

小问题：睡眠

估计你每晚睡多少个小时？_____

有益大脑：我们为什么要睡觉

你可曾想过，为什么美美地睡一觉醒来，你会头脑清醒，神清气爽？原来，答案是睡眠真的可以给你"洗脑"。

"洗脑"

谢璐璐在罗切斯特大学（University of Rochester）实验室里花了两年时间，训练小鼠在特制显微镜下放松和睡觉，观察染料在活组织里流动的情况。她无比的耐心得到了回报，发现了可能是睡眠基本功能的证据："洗脑"。更准确地说，我们之所以要睡觉，基本原因可能是为了清除人在清醒时，大脑代谢积累的毒素。代谢是指你体内所发生的用于维持生命的一系列化学反应。

近期的研究发现，睡眠在代谢平衡中起到关键作用。所谓维持代谢平衡，是指你的身体需要让细胞内外保持最佳状况，从而能够产生代谢这种生命攸关的化学反应。本质上，你的身体需要把食物转化为能量，以维持细胞运作，并制造出细胞运作和生存所需的化合物。这个过程会产生代谢副产物和细胞废物，需要清除。

天然的身体排毒

就像工业化学加工厂一样，你的身体结构内建了一个系统，可安全处置废物和毒素。执行这项功能的，是你体内与静脉和动脉并行的淋巴系统。淋巴系统负责清除代谢副产物、多余的体液、废物和毒素。通过淋巴系统，淋巴液从你的组织流走，最终返回血流。当淋巴液流过淋巴管，会经过淋巴结，在这里，细菌、癌细胞和其他潜在毒素得到过滤。

如果你受过感染，那么你对颈部或腋下淋巴结肿大应该不陌生。淋巴结在遏制感染、癌细胞或毒素扩散方面扮演着重要角色。每天，你的淋巴管会运送多达4公升净化的淋巴液，重新进入血液循环之中。

淋巴系统像一张网一样，遍布你的全身。这些淋巴管的密度通常与所服务组织的代谢率成正比，就像化工厂的过滤系统需要与加工厂的加工量成正比一样。考虑到大脑是人体最消耗能量的器官，忙碌的脑细胞代谢活动旺盛，你或许会以为，大脑应该有十分密集的淋巴网络，能够快速清除生成的代谢副产物。

然而，人脑中并未发现淋巴系统，这一事实令科学家大惑不解，尤其是神经元很容易受到有毒废物的影响。最近，一位好奇的科学家梅肯·聂德卡得（Maiken Nedergaard）博士发现，小鼠脑部血管周围有一系列充满液体的微小管道，由于这个系统清除废物的活动是由神经胶质细胞（glial cells）管理的，她称之为"类淋巴系统"（glymphatic system）。

夜间大扫除

就像工业厂房的管道网络一样，类淋巴系统运送充满了废物的脑脊液①。最终，脑中的这个系统把废物运送到身体其他部位通用的中央排泄和回收站。这意味着大脑可以避免进行局部的蛋白质加工和降解。这是很有道理的，因为大脑是至关重要而又脆弱的器官，这样一来，就把有毒废物运到大脑以外的身体处理。最近，科学家在小鼠大脑里发现了一些淋巴管，这可能是废物清除过程的第二步，把废物从脑脊液运送到附近的淋巴结。

渗入间隙

在工业厂房和许多其他类型的建筑中，会使用间隙容纳各种建筑服务的元素，包括清除废物。脑组织细胞周围充满液体的空间也称为"间隙"，占全脑容量的20%，是在脑脊液的帮助下，洗掉脑细胞分泌的废物的地方。

脑脊液渗透脑细胞间隙，最终从脑膜返回血流，脑膜是包裹大脑的保护薄膜。液体透过薄膜需要很多能量，因此，聂德卡得直觉认为，人在清醒的时候，大脑加工大量感官信息已经应接不暇，因此，无法

---

① 脑脊液：主要在脑室形成的液体，包围着大脑和脊髓。脑脊液为大脑提供支持，可缓冲震荡，是骨头与大脑和脊髓之间的润滑剂。——作者注

同时清除废物。为了核实这一直觉，谢璐璐花了两年时间训练小鼠在显微镜下睡觉，努力确定在小鼠睡觉时，类淋巴系统的活动是否更加活跃。

　　谢璐璐观察染了色的脑脊液在小鼠大脑中流动的情况，发现在小鼠睡着时，大量脑脊液流入脑部，但这种现象在小鼠清醒时并未出现。原来，在小鼠清醒时，脑脊液的流动仅限于大脑表面，只是小鼠睡着时流动的5%。在睡眠中，脑脊液流入脑组织深处，让大脑得到深层清洁。小鼠睡着时，脑细胞之间的空隙增加了60%之多，更有效清除代谢物，包括β-淀粉样蛋白。β-淀粉样蛋白会在清醒时积累，与阿尔茨海默病有牵连。

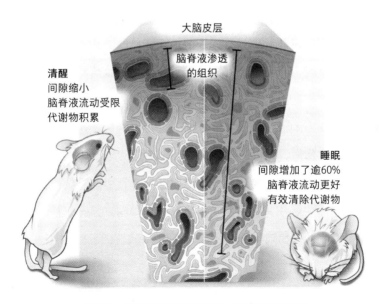

图3-1　小鼠睡着时间隙增加了，有效清除代谢物

　　小鼠大脑皮层细胞外的空隙（间隙）也是脑脊液流动的地方，从小鼠清醒时占比14%，增加到小鼠睡着时占比23%，从而加快清除代谢废物和毒素。

睡眠排毒

你一觉醒来，会神清气爽，这可能是因为你清醒时，神经活动在中枢神经系统积累的潜在神经毒素，在睡眠时加速清除。当你的大脑缺觉，类淋巴系统的主动过程可能没有足够的时间给大脑进行深层清洁、使之运作良好。缺少了彻底的清洁，毒素会积累，阻碍大脑最佳运作，影响到你的认知能力、行为，甚至白天的判断力。

睡眠障碍可能伤害或损害你的认知功能，甚至引起阿尔茨海默病。细胞废物的不当积累与几乎所有神经退行性疾病相关，但具体而言，阿尔茨海默病与睡眠之间的关系涉及一种化学特性是"黏性"的蛋白，称为"淀粉样蛋白"。

睡眠不仅可以让脑部进行深层清洁，还可以更有效清除废物，其中，小鼠睡着时，β-淀粉样蛋白清除的速度是小鼠清醒时的两倍。阿尔茨海默病患者的脑神经细胞之间有蛋白片段的异常沉积，称为"炎斑"。当β-淀粉样蛋白聚集在一起时，会形成炎斑。这些小斑块可能阻挡突触传递信号，也可能激活免疫系统细胞，从而引发炎症。

神经细胞对环境是超级敏感的，因此，必须尽快清除废物。睡眠不足可能令副产物积累，引发不可修复的脑损伤，因此在神经疾病中产生关键影响，例如阿尔茨海默病。

聂德卡得自己预测道："如果睡眠不足，你很可能会出现损伤。"她也对轮班工作的人表示担忧，并质疑医务人员每隔10分钟唤醒一次脑损伤患者、检查生命体征的做法。

当然，这些研究是在小鼠身上进行的，因此，还需要进一步验证，确认人脑是否有类似的废物处置系统。科学家需要确定人类在夜晚是否会加快"洗脑"。

睡眠周期和阶段

你的睡眠/觉醒周期是通过化学物对神经元的作用，在分子层面控制的。睡着以后，你会经过多个不同的睡眠阶段。

睡眠压力

代谢副产物腺苷提供了让你每晚入睡的压力，需要睡眠才能从你的系统中清除。腺苷在睡眠/觉醒周期中扮演重要角色。随着腺苷在白天积累，你会感受到越来越大的睡眠压力。在下午，觉醒的生理驱动力会抵抗腺苷的影响。

到了晚上，这个生理清醒系统懈怠下来，黄昏后产生的褪黑素呼唤你入睡。你睡着以后，腺苷逐渐消退，褪黑素在清晨停止释放。

你醒过来之前的几小时，昼夜节律的活跃性增加，把清醒信号传到你的整个大脑和全身。白天，清醒信号逐渐增强，在下午早些时候到达顶峰。

由于生理清醒信号增强和腺苷水平偏低的双重作用，你在整个上午都应该十分清醒。然而，如果你睡眠不足，腺苷还没有从系统中完全清除，你就会觉得昏昏沉沉、疲倦不堪，而不是头脑清醒、神清气爽。

生物钟

睡眠时间主要是由你的生物钟控制的，生物钟协调24小时的昼夜周期，因此，其运作独立于你在上一个周期的睡眠或清醒时间。生物钟是你生命活动的内在节律，其首席指挥是脑部下丘脑①内一个微小结构，称为"视交叉上核"。光信号从眼睛出发，沿着视神经传输，穿过大脑侧面，到达枕叶进行视觉加工，而视交叉上核就在大脑侧面对光信号进行采样。获取光暗信息之后，视交叉上核可以让机体内节律性与外部环境同步。

视交叉上核使用一个循环信使，称为"褪黑素"，向大脑和身体传递日夜的重复信号。黄昏后不久，在视交叉上核的触发下，褪黑素快速释放，进入血流。褪黑素并不会产生睡眠，也并未在睡眠过程中起到作用，只是一个信使，穿过你的血流，就像穿街过巷一样大嚷大叫："肃静！肃静！夜深了。该睡了，该睡了。"

晚上，你睡着以后，系统中的褪黑素会逐渐消退。褪黑素消失以后，就等于告诉你的大脑和身体：睡够了，该醒了。在黎明时分，褪黑素停止释放，在白天一直暂停分泌，直到黄昏后不久，周期重新开始为止。

睡眠阶段

睡眠分为5个阶段，按照是否发生了快速眼动分类。阶段一、二、三、四是非快速眼动睡眠期，而阶段五是快速眼动睡眠期。这5个阶段循环往复，你的大脑每夜通常有 5 个睡眠周期，但并非每个周期都是相同的，因为非快速眼动睡眠期与快速眼动睡眠期之间的比率在整个

---

① 下丘脑：复杂的大脑结构，在许多身体功能和维持最佳状况方面扮演重要角色。——作者注

夜晚会发生剧烈变化。在前半夜，非快速眼动睡眠期占了大多数时间。在后半夜，你做梦的时候，快速眼动睡眠期变长。阶段三和阶段四（非快速眼动睡眠期）是沉睡阶段。非快速眼动睡眠期的特征是脑波缓慢，中间穿插着称为"纺锤波"的活动。与此相反，快速眼动睡眠期中记录的脑电活动非常类似于大脑清醒时的脑电活动。

自我测评：睡眠日志

第1天是指你的"100天计划"的第1个上午和第1天。

在一周内写睡眠日志，可以帮助你发现对你的睡眠质量有利或不利的规律或个人习惯。如果你有手腕式活动追踪器，或者手机或手表上装有睡眠应用程序，可以用来帮助你填写这份表格。

上午填写	第1天	第2天	第3天	第4天	第5天	第6天	第7天
星期几（星期一、星期二等）							
1. 我昨晚（几点）上床睡觉							
2. 我今天早上（几点）醒来							
3. 我（几点）起床							
4. 我感觉：a）神清气爽；b）算是精神；c）疲倦；d）昏昏沉沉							
5. 我的睡眠时间是___小时___分钟，例如06小时35分钟							

上午填写	第1天	第2天	第3天	第4天	第5天	第6天	第7天
6. 昨晚，我上床__分钟后睡着，入睡a）容易；b）困难							
7. 在上床睡觉前的一小时里，我（列出做过的事，例如看电视、洗澡、看书、刷社交媒体、上网、工作等）							
8. 我在夜里醒了__次，醒了__分钟							
9. 我醒来的原因是（列出内在和外在因素，例如做梦、心里有事、想上洗手间、疼痛、狗吠、噪声、太热、太冷、呼吸问题、咳嗽/打呼噜等）							

晚上填写	第1天	第2天	第3天	第4天	第5天	第6天	第7天
10. 我今天锻炼了__分钟							
11. 我（几点）锻炼							
12. 我喝了__杯含咖啡因的饮料							
13. 我（几点）喝了含咖啡因的饮料							
14. 我摄入了__个单位的酒精*							
15. 我（几点）小睡了一会儿，睡了__分钟							
16. 我感觉：a）清醒；b）疲倦；c）昏昏沉沉 请在上午、下午和晚上分别回答一次	上午： 下午： 晚上：	上午： 下午： 晚上：	上午： 下午： 晚上：	上午： 下午： 晚上：	上午： 下午： 晚上：	上午： 下午： 晚上：	上午： 下午： 晚上：
17. 我的心情：糟糕（0）至很好（5）							

晚上填写	第1天	第2天	第3天	第4天	第5天	第6天	第7天
18. 全天里，我……（回答是/否）							
a）难以集中精神							
b）难以排除干扰							
c）难以维持注意力							
d）难以回忆信息							
e）难以吸收新信息							
f）感觉烦躁易怒							
19. 我吃了这些药							
20. 我（几点）吃晚饭							
21. 我最后一次喝含咖啡因的饮料是在（几点）							
22. 我最后一次喝含酒精的饮料是在（几点）							

* 750毫升的葡萄酒 = 10个单位，一杯烈酒 = 1个单位，一品脱高浓度啤酒 = 3个单位，一品脱低浓度啤酒 = 2个单位。

使用这个睡眠日志中的信息，回答本章睡眠（下）"大脑健康目标：睡眠"中的问题1b、2、3、4、5b和6。

恢　复

当你清醒时，大脑会不断获取新的信息。睡眠可以使你恢复学习能力并创造新记忆。记忆和学习是密不可分的，不同类型的记忆在不同脑区加工。陈述性记忆（对事实和事件的记忆）涉及海马体，这个脑区会暂时保管积累的新记忆。

在非快速眼动睡眠中，脑电活动同步，使得相距较远的脑区可以共享信息，加强学习新知，巩固新记忆。

在快速眼动睡眠中，新信息与现有信息、经验和记忆相整合。这种整合会更新你为世界建立的内部模型，从而解决问题，获得洞察，提出构想。如果你希望在更多个早晨一觉醒来，灵机一动，提出高明的构思和方案，你就要确保在睡眠改进计划中，保障充足的快速眼动睡眠。

非快速眼动睡眠和快速眼动睡眠对大脑健康都至关重要。除了每晚睡够建议的睡眠时间之外，你还需要确保两种睡眠都睡够时间。

腾出资源

海马体的能力是有限的，而睡眠似乎可以解决这个问题。

研究人员把能力类似的健康成年人分为两组，给予他们一个学习任务：记忆100个人的长相和名字。之后，一组人小睡了90分钟，另一组人保持清醒，从事单调的活动，例如上网或者玩棋牌游戏。

下午6点钟，在小睡一觉或从事活动之后，两组人再度接受考验，记忆另外100个人的长相和名字。"清醒小组"的表现逐渐变差。与此相反，"小睡小组"的表现有所改善，学习成绩比"清醒小组"高出20%。分析其脑电活动，学习能力的补充是与非快速眼动睡眠期中阶段二的浅睡期相关的。一个人在小睡中产生的纺锤波越多，学习能力就恢复得越多。

在一整晚的睡眠中也是如此，产生的纺锤波越多，醒来后学习能力就恢复得越多。随着年龄增长，我们大脑产生纺锤波的能力降到青年时期的60%左右。不幸的是，我们夜里睡觉时产生的纺锤波越少，第二天的学习能力就越差。

海马体与皮质之间有一个循环往复的电流环路，新获取、基于事实的信息可能是借此从海马体这个临时储存处，转移到皮质进行永久储存。这一转移腾出了海马体的资源，让海马体准备好在醒来后获取新信息。

制造记忆

制造记忆的过程分为三步：编码（也称为获取）、巩固和提取。在编码过程中，当你感知到环境中的某样东西，脑中会形成脆弱的新记忆痕迹。在巩固过程中，这一不稳定的记忆痕迹逐渐趋于稳定，新知识嵌入大脑之中，准备好日后提取。

你的大脑清醒时最善于编码和提取信息，睡眠时最善于巩固记忆。前半夜的睡眠比后半夜更有利于维持和储存记忆，因此，请务必在睡眠改进计划中把这一点纳入考虑。你获得深度的非快速眼动睡眠越多，能够保留的事实就越多。当你学习事实后立即回忆，你激活的是海马体。当你美美地睡了一晚觉，充分获得了深度的非快速眼动睡眠，醒来后回忆同样的信息，激活的是新皮质，而不是海马体。这是由于在深度的非快速眼动睡眠中，慢波和睡眠纺锤波把新信息从海马体这个短时记忆储存处，转移到新皮质进行更稳定的永久储存。

简言之，学习前睡一觉，可帮助你编码或获取新信息；而学习后睡一觉，可帮助你巩固记忆。

大脑会消耗很多能量，为了有效运作，它也需要高效运作。每一天，你的大脑都需要加工海量信息。即使我们有数以十亿计的神经元、突触和大脑联结，能够加工海量信息，但大脑资源并不是取之不尽的。

我们不可能也没理由去记忆和巩固遇到的每一条信息或每一个体验，不可能也没理由去保留记忆过的每一条信息。除了巩固记忆之外，睡眠还可以抛弃我们不需要的信息或需要忘记的信息。在非快速眼动睡眠期的纺锤波中，海马体和脑额叶之间有脑电活动环绕10—15次。这个规律值得留意，可能意味着海马体会联系脑额叶的执行控制单元，由执行控制单元做出过滤信息的决定，判断信息是否重要，是要记住还是抛弃。

不假思索：千万不要睡得太少，不然可能损害你学习新知识的能力。

损害大脑：缺觉时，你的大脑会怎样

你睡眠不足时，大脑不得不应付缺觉和长时间清醒，这是两回事。缺觉会影响到认知功能的各个方面，包括注意力、学习和记忆。

上一小节概述了睡眠会为学习后巩固记忆带来什么好处。迄今为止，失眠对记忆影响的相关研究主要集中在依赖海马体的记忆编码（也称为获取）上，这是在记忆巩固之前发生的。

睡眠剥夺（缺觉）

当小鼠被剥夺睡眠，海马体的神经发生（新神经元生长）会受到损害。此外，失眠会令海马体内产生的神经可塑性相关蛋白质减少。

对人来说，光是缺觉一晚，就会损害海马体内的学习和编码相关活动。当一个人睡了一整晚，但被人有选择性地剥夺非快速眼动睡眠期的慢波睡眠，海马体内的编码和学习相关活动就会减少。缺觉也导致更大范围的大脑网络受损。

老年人的非快速眼动睡眠会出现障碍，这些障碍体现在阿尔茨海默病患者身上。阿尔茨海默病患者的学习和编码存在较大障碍，这与非快速眼动睡眠期的慢波活动和纺锤波水平较低相关。

我想大多数人都可以佐证，睡眠不足会让我们变得烦躁易怒、焦虑、情绪变幻莫测，甚至攻击性强。你也可能留意到自己在睡眠不足时，更难完成需要工作记忆的任务，例如算清楚收银员给你的找零对不对，或者5个人吃饭AA制、每个人分摊多少钱。维持注意力可以让你持续专注于某个目标，例如把报纸上一篇文章看完，而这项能力特别容易受到缺觉的影响。

你可能没太留意的是，缺觉会让你更加冲动，更可能去冒险，而你睡个好觉后是不会去冒险的。缺觉和睡眠质量差也会影响到心情，悲哀的是，失眠还可能引发自杀的想法和行为。睡眠不足时，你的器官和系统也不再同步。此外，失眠和慢性压力之间有很大关系（见第四章）。

睡眠不足时，你的注意力会游移，变得不稳定，你的大脑更难以接收和加工信息。你的神经元难以协调信息，影响到你提取此前学习的信息的能力。注意力涣散不容小觑，可能导致意外、受伤和死亡。

考虑到缺觉对健康各个方面的负面影响，我们必须找出可能影响睡眠的因素，在行动计划中加以应对。

自我测评：睡眠中断

在"我睡不好，是因为："一栏下，列出睡眠日志中问题9的每个因素，每个因素另起一行。然后记录每个因素影响你睡眠的频率。如果你本周没有出现睡眠中断，请勾选"本周没有"方框。然而，如果你在"过去一个月"有过睡眠中断，请勾选这个方框，计分方式如下：

- 过去一周没有 = 0
- 过去一周1次或2次 = 2
- 过去一周3次或更多 = 3
- 过去一个月的频率低于每周一次 = 1

睡眠中断的因素	根据你的睡眠日志，本周			过去一个月	
我睡不好，是因为：	本周没有	1次或2次	3次或更多	频率低于每周一次	得分
总分					

总分 = _____

你的得分意味着什么

如果总分是：

· 0 = 没有睡眠中断

· 1—9次（含9次）= 轻度睡眠中断

· 10—18次（含18次）= 中度睡眠中断

· 多于18次 = 严重睡眠中断

把你的得分填入本章睡眠（下）"大脑健康目标：睡眠"中的问题5a。

缺觉和痴呆症风险因素

缺觉也可能引起中年肥胖和2型糖尿病，两者都会加大阿尔茨海默病的风险。

肥　胖

大多数人都很清楚，想要甩掉身上多余的肥肉，维持健康的体重，就要少吃多动。但你可知道，睡眠不足（每晚睡眠时间少于七八个小时）也可能导致体重增加和肥胖？这乍一看似乎很奇怪，你清醒、活跃的时候，不该比睡着之后燃烧更多卡路里吗？事实上，睡眠是一种代谢活跃的状态，因此，比起同一时间段内有8小时睡眠，连续24小时不睡觉只会多燃烧147卡路里。然而，体重增加和睡眠之间的关系不是燃烧的卡路里简单相加这么简单，而是涉及许多因素，包括两种激素（瘦蛋白和胃饥饿素）和内源性大麻素系统。

饥饿激素

胃饥饿素会引起饥饿感，而瘦素会引起饱腹感。你可曾想过，你忙得焦头烂额的时候，为什么会觉得饥肠辘辘？这是因为睡眠不足会导致你体内的瘦素水平下降，胃饥饿素水平上升，使你遭受双重打击：一方面，"停止摄食"信号缺席；另一方面，"我还饿着"信号加强。因此，你在8小时睡眠后当天，某个分量的食物已经能让你获得满足；但在4小时睡眠后当天，同样分量的食物只会让你想吃更多。

即使睡了五六个小时，你还是可能比获得充足睡眠的情况下每天多摄取300卡路里。如果你每晚睡眠时间经常不足7小时，一年很容易增肥10—15磅。此外，你睡眠越少，精力越少，越容易久坐不动。缺觉时，你不仅摄取的卡路里变多，燃烧的卡路里还很可能变少。在工业国家的失眠症和肥胖症之间挂钩，并非无稽之谈。

你多半听说过大麻引起的嘴馋，但你可知道，人体内会自然产生内源性大麻素，而内源性大麻素中含有与大麻类似的化学物？内源性大麻素系统在你大脑的食欲控制和能量水平方面扮演重要角色。比起睡眠充足的情况，缺觉时，体内产生的内源性大麻素会增加，在你的系统内存留更长时间。

研究发现，当人体内的内源性大麻素上升，饥饿感和食欲也会增强。比起睡眠充足的人，缺觉的人在正餐之间摄取更多食物，更可能吃不健康的零食。内源性大麻素似乎会引起享乐性摄食行为，也称为"享乐性贪食"，是指不为缺乏能量，而是为了愉悦感而进行过度摄食。我们睡眠充足时，自制力更强，更容易抵挡垃圾食品的诱惑。与此相反，缺觉时，我们对特定食品的享乐性贪食冲动增强，更难以抵挡其诱惑。

我们许多人经常选择熬夜，不仅会吃得更多，而且会影响到我们选择吃的东西。随着我们晚上睡觉的时间减少，对甜品、高盐和高碳食品的渴望程度会增强。在《为什么要睡觉》（*Why We Sleep*）一书中，马修·沃克尔（Matthew Walker）描述了他做的一个实验，进一步探究失眠和体重增加之间的关系。他的团队发现，失眠似乎会抑制大脑前额皮层的活动，而前额皮层是负责判断和决策的脑区。

同时，缺乏睡眠加强了大脑深处在进化史上更古老区域的活动，这些脑区涉及欲望和动机。他的实验发现，比起睡眠充足时，受试者缺觉时足足多摄取600卡路里。值得庆幸的是，在睡了一整晚后，冲动控制系统得以恢复，足以遏制我们暴饮暴食的原始欲望。

不幸的是，小时候不良的睡眠习惯，可能导致成年后肥胖。每晚睡眠时间不足10.5小时的3岁小孩，比起每晚睡眠时间达到建议的12小时的孩子，到7岁时肥胖的风险增加了45%。

2型糖尿病

除了加大罹患阿尔茨海默病的风险之外，2型糖尿病还会令你减寿10年。2型糖尿病患者的血糖比健康人士高。久而久之，血糖过高可能会产生灾难性后果，引发失明、神经损伤、截肢和肾功能衰竭。你的胰脏会产生一种名为"胰岛素"的激素，胰岛素控制你血液中的血糖水平。你进食后，食物转化为血糖，身体会释放出胰岛素，指示你的细胞打开通道，吸收血糖，用作能量。而患上2型糖尿病之后，身体会排斥胰岛素，不再适当使用胰岛素。

　　每晚睡眠时间经常不足6小时的人，患上2型糖尿病的比例较高，即使把糖尿病的其他风险因素纳入考虑也是如此。当健康人士每晚睡4小时，才过了6晚，就会进入糖尿病前期的高血糖状态。缺觉还不到一周，他们吸收血糖的效率就下降了40%，如果他们上医院，医生会把他们的症状归类为糖尿病前期。

　　胰岛素发出打开通道的指示后，缺觉人士的细胞似乎毫无反应。他们的细胞不会吸收血糖，反而排斥胰岛素，导致血糖升至危险的高位。就连睡眠不足没那么严重的人，也可能出现这种糖尿病前期的症状，因此，长期睡眠不足现在被视为罹患2型糖尿病的严重风险因素，而2型糖尿病会加大罹患痴呆症的风险。

不假思索：投资睡眠，保护你的健康，维护记忆力，尽量减少意外。

总　结

- 论及睡眠和大脑健康，数量和质量都重要：
  - 每晚睡够建议的睡眠时间；
  - 你的大脑既需要非快速眼动睡眠，又需要快速眼动睡眠，所以，请在适当时间睡觉，最好在晚上8点至午夜之间入睡。
- 在非快速眼动睡眠中，你的大脑会加强新信息，巩固新记忆。

· 在快速眼动睡眠中，新信息与现有信息、经验和记忆相整合，从而解决问题，获得洞察，提出构想。

· 随着年龄增长，我们需要的睡眠并未减少，但睡眠数量、质量和效率可能会下降。

· 只有睡眠可以缓解睡眠压力，清除系统中的腺苷。

· 调节光线，优化睡眠。

· 睡眠对于清除大脑毒素是至关重要的。

· 睡眠对于学习、记忆和注意力是至关重要的。

· 缺觉会干扰神经可塑性，损害各项认知功能，导致体重增加。

· 才缺觉一周，你就可能进入糖尿病前期的状态。

珍惜睡眠的10个实用贴士

在本节中，你会找到实用建议，帮助你制订睡眠改进目标和行动计划。

睡眠对大脑健康是至关重要的——可以说是你大脑的灵丹妙药。睡眠是投资你的未来，不用花费你一分钱，只要你每天晚上躺在床上，美美地睡一觉就可以了。

珍惜睡眠的10个实用贴士

1. 每天在同一时间上床睡觉和起床。

2. 放松身心，建立让你平静的睡前仪式。

3. 调节光线。

4. 营造睡眠的安全港。

5. 白天多活动身体。

6. 戒烟。

7. 晚上别喝含咖啡因的饮料。

8. 睡前不要喝酒。

9. 管理影响睡眠质量的病况或药物。

10. 管理压力。

1. 每天在同一时间上床睡觉和起床

本章的自我测评通过考虑你的年龄、工作职责和相关的生活方式因素，帮助你制定个人睡眠作息表。坚持执行这份作息表——这意味着即使是周末或休假，也要每天在同一时间上床睡觉和起床。睡眠不是奢侈品，对于身体、心理和大脑健康是必不可少的。确保你每晚至少睡够建议睡眠时间。

非快速眼动睡眠和快速眼动睡眠对大脑健康都至关重要。除了每晚睡够你所在年龄段的建议睡眠时间之外，你还需要确保两种睡眠都睡够时间。记住，在前半夜，非快速眼动睡眠期所占比例较大；在后半夜，快速眼动睡眠期所占比例较大。

因此，如果你经常过了午夜才上床睡觉，睡眠时间少于建议水平，你可能就剥夺了大脑进行非快速眼动睡眠的重要活动的时间。与此相反，如果你经常起得太早，睡得太少，你可能就剥夺了大脑进行快速眼动睡眠活动所需的一大部分时间。

2.放松身心，建立让你平静的睡前仪式

建立让你平静放松的睡前仪式，不要使用发光设备——所以，如果读书可以让你放松，就看纸质书或听有声书好了。我最近发现了播客（podcast），听一听，很能放松下来，不知不觉就睡着了，第二天还要倒回睡着的地方继续听呢！

洗个温水澡，也很能放松身心，因为体温的升降会让人昏昏欲睡。但有些人觉得在睡前洗澡，反而会清醒过来，这是因人而异的。多做尝试，直到找到适合你的睡前仪式为止。

冥想或正念可以让你平静下来，不去纠结过去或担忧未来。不是每个人都喜欢冥想，不过，只要在睡前30分钟里，保持对当下的专注，专心去做你正在做的事情，也是卓有成效的。

考虑在睡前写幸福日记。只要拿一个笔记本或日记本，在每天晚上的睡前仪式中，写下当天让你感到幸福的一件事——这件事可以很简单，例如看见花朵盛开，或者听见婴儿咯咯笑。我发现，这样做可以让我在一天里保持积极的心态，因为我会全天留意积极的事情，以备晚上写日记。多做尝试，直到找到适合你的睡前仪式为止。有关保持积极心态对大脑健康的好处，我们会在第八章进一步探讨。

3.调节光线

确保你的卧室晚上尽可能黑暗，这会帮助你入睡。电子设备和LED 灯会发出人工蓝光。睡前一小时避免接触蓝光，完全避免在卧室里接触蓝光。如果你半夜醒来，别忍不住伸手去拿手机或笔记本电脑，

因为电子设备的蓝光会让你的大脑清醒过来，难以重新入睡。确保把所有高科技设备放在卧室以外的地方。使用老式闹钟看时间和叫你起床。这会防止你在手机上看时间，不仅接触到蓝光，还增加了查看电邮或社交媒体通知的风险，一发不可收拾。

为你的卧室和浴室改装一个调光器开关，在睡前调暗灯光。考虑改变睡前习惯，使得在浴室的蓝光下刷牙不是你上床睡觉之前做的最后一件事。略微调整睡前习惯的顺序，比如在放松仪式开始（而不是结束）时刷牙。如果你半夜醒来，要上洗手间，确保到浴室的通道是安全的，如果有可能，尽量避免打开高亮灯。夜灯的微光可以帮助你看路。在床边放一把手电筒，或者途中装有调光器开关，都是有用的做法。

确保你每天至少有30分钟接触到自然光，你可以在这段时间里从事其他有利于大脑健康的活动，例如锻炼身体，或者与朋友社交。有可能的话，尽量在早上接触阳光，醒来后，尽快打开百叶窗或拉开窗帘。如果在你居住的地区早上的天色是黑暗的，醒来后尽快接触亮光（亮光，不是蓝光）。

人到晚年，褪黑素分泌在傍晚更早时间达到顶峰，敦促你更早上床睡觉。你可能在晚上昏昏欲睡，但如果你在傍晚不经意打了个瞌睡，这也算是小睡，不幸的是，这会稀释睡眠压力，让你晚上最终上床的时候可能难以入睡。此外，随着年龄增长，生物钟也往往会在早上更早时间把你叫醒。如果你一直对身体规律和压力的改变置之不理，睡眠负债就会日积月累。你可以回应更早睡觉的压力，又或者，睡眠研究人员马修·沃克尔建议，你也可以按自己的需要接触光线，在下午多接触自然光，推迟褪黑素分泌的时间，从而更好地控制与年龄相关的昼夜节律的改变。

4.营造睡眠的安全港

盘点你的卧室。使用所有的感官，仔细检查房间里所有东西，问自己下列问题：

- 你墙壁的颜色是否令人平静，有助于睡眠？
- 你的窗帘或百叶窗遮光效果如何？
- 你的房间是否杂乱无章？
- 你卧室的所有东西是否都需要放在卧室里，还是可以放在家里别的地方，或者可以丢弃？
- 你的卧室有多整洁？
- 你的卧室灰尘多吗？
- 你上次换枕头罩或床罩是什么时候？
- 你的床铺舒服吗？
- 你的房间闻起来有没有一股味道，可能妨碍你的睡眠？
- 有没有噪声可能吵醒你？
- 你的卧室里有多少高科技设备？
- 你的卧室里有没有什么东西可引起压力、担忧或焦虑？
- 你卧室的温度有多舒适？

回答这些问题，可以帮助你找出影响睡眠的物理障碍。有些问题容易解决，而有些问题可能耗时而又费钱。在下一节中，把这些问题加入你的行动计划，按照对睡眠影响的重要性，排列优先次序。

衡量改造卧室的成本，对照睡眠为你的健康创造的价值，掂量是否值得。如果你的生活安排允许的话，尽量把卧室作为睡眠的安全港，避免做双重用途，例如家庭办公室或者看电视。许多青少年和儿童的卧室有双重用途，摆满了玩具和游戏机，经常还放着学习用的书桌。如果有可能，尽量避免这样做，但如果空间有限、无可避免的话，设法把房间从白天的用途转换为晚上睡眠的安全港，包括关闭和移除设备，收走玩具和学习或工作材料。有许多巧妙的储存方案，可以让你做到这一点。

5. 白天多活动身体

锻炼身体很有利于大脑健康，也有助于改进你的睡眠模式和睡眠质量，但前提是别在你上床睡觉之前2—3小时内锻炼。在第七章，你会了解到锻炼身体对大脑健康的更多好处，也能找到让身体动起来的更多详细实用贴士。

6. 戒烟

尼古丁是一种兴奋剂。如果你计划先少抽点再慢慢不抽，而不是采取立即戒断法，请至少在睡前一小时避免摄取尼古丁（包括尼古丁贴片和尼古丁口香糖）。在第六章中，你会看到更多建议，以及吸烟对大脑健康影响的详细信息。

7. 晚上别喝含咖啡因的饮料

咖啡因是一种精神活性兴奋剂，会抑制带来睡眠压力的化学物腺苷的效果，所以喝了含咖啡因的饮料，你会受到刺激，感觉清醒。但咖啡因并不会清除你系统中的腺苷，也不会神奇地还清你的睡眠负债，只会阻断睡意信号，骗得你保持清醒。睡眠压力还在那里，你还是需要睡觉，睡眠负债持续增多。

咖啡因在摄取后相当长时间会一直留在你的系统内，一般需要5—7小时才能清除其中一半，具体因人而异。随着年龄增长，你的大脑和身体需要更长时间，才能加工和清除系统中的咖啡因。尽量不要在睡前4—5小时内摄取咖啡因，请记住，许多产品都含咖啡因，包括低因咖啡。

8. 睡前不要喝酒

酒精一开始会引发睡意，但可别以为酒可助眠；其实，酒精在夜里晚些时候会干扰睡眠。几小时后，酒精会产生兴奋剂的效果，干扰你的睡眠质量。别再在临睡前小酌一杯了，在睡前3小时内都不要喝酒。努力把酒精摄取量限制在2个单位以内，不要一次喝太多。

9. 管理影响睡眠质量的病况或药物

如果你在服药，又难以入睡、半夜易醒、白天打瞌睡或者睡眠模式受到其他干扰，或许应该去看医生，判断究竟是否药物导致的。

一些治疗心脏、血压和气喘的药物可能会干扰睡眠，一些抗感冒、流感和头痛的非处方药也可能干扰睡眠。这些药物中的化学成分产生的影响是因人而异的。

不要擅自停用处方药，请务必咨询医生意见，找到不影响睡眠的替代治疗方案。

如果慢性病的症状让你睡不着，或许值得去看医生，了解改善睡眠质量的方法。

10. 管理压力

慢性压力若是管理不当，可能影响睡眠，如果你压力缠身，忧心忡忡，因此夜不能寐，或者半夜醒来，请在白天抽出时间，专心解决令你担忧或产生压力的问题。

又或者，你可以在日记中写下自己的担忧。写下来这个动作可以帮助你不再去想。如果你在进行睡前仪式时，忧虑的感觉又浮上心头，或者因此半夜醒来，承认这一点，告诉自己，会在明天某个特定的时间解决这个问题。在下一章中，你会进一步了解到压力对大脑健康产生的影响，以及管理压力的更多详细实用贴士。

·· 睡眠 ··

（下）

目标 — 行动计划 — 个人档案

为睡眠设定目标，制订行动计划，建立自己的个人档案。

大脑健康目标：睡眠

回答下列问题，可以帮助你设定改进睡眠的目标，促进大脑健康。（你会在本书末尾找到填妥的样本。）

问题1：睡眠时间

根据美国全国睡眠基金会（National Sleep Foundation）建议，18—64岁成年人每晚所需睡眠时间为7—9小时，65岁以上的成年人每晚所需睡眠时间为7—8小时。鉴于所需睡眠时间因人而异，你可能发现适合自己的睡眠时间略长一点或略短一点。然而，你每晚睡眠时间不应少于5小时，也不应多于9小时。65岁以下的成年人每晚睡眠时间不应少于6小时。26—64岁成年人每晚睡眠时间不应多于10小时，18—25岁成年人每晚睡眠时间不应多于11小时。

a. 根据上述建议，回答下列问题。

要优化健康，你每晚需要睡几小时？

我的睡眠时间：

太长 □　　太短 □　　正合适 □

b. 根据你的"自我测评：睡眠日志"中的信息，回答下列问题。

平均而言[①]，你每晚睡眠时间有多长？＿＿＿＿＿

这跟你在本章开头的估计有何差别？

[①] 为了计算平均值，请把你的每晚睡眠时间换算为分钟，加起来再除以7，然后重新换算为小时和分钟。——作者注

睡眠目标1

a）我想每晚多睡_____小时或少睡_____小时

b）无需采取行动：我的睡眠时间符合建议水平 ☐

问题2：睡眠作息表

根据你的"自我测评：睡眠日志"中的信息，回答下列问题。

我的睡眠不规律，大多数晚上会在不同时间上床睡觉 ☐

我的睡眠不规律，大多数早上会在不同时间起床 ☐

在大多数日子里，我会在同一时间上床睡觉：是 ☐　　否 ☐

在平日/工作日，我通常会在_____上床睡觉

在周末/休假日，我通常会在_____上床睡觉

在大多数日子里，我会在同一时间起床：是 ☐　　否 ☐

在平日/工作日，我通常会在_____起床

在周末/休假日，我通常会在_____起床

在大多数晚上，我在午夜前的睡眠时间是_____小时

入睡的最佳时间是晚上8点至午夜之间。一个良好的经验法则是，从你需要/想要/通常醒来的时间往回数。

为了获得充足的非快速眼动睡眠和快速眼动睡眠：

我上床睡觉的最佳时间是_____

我醒来的最佳时间是_____

多做尝试，直到找到自己的最佳睡眠模式，其中要考虑到你的年

龄、工作、个人偏好和其他时间紧迫的责任。

睡眠目标2

我想努力做到每晚在同一时间上床睡觉：是 ☐　　否 ☐

我想努力做到每天早上在同一时间起床：是 ☐　　否 ☐

无需采取行动：我有规律的睡眠模式 ☐

问题3：难以入睡

根据你的"自我测评：睡眠日志"中的信息，回答下列问题。

我通常难以入睡：是 ☐　　否 ☐

这星期，我花了超过30分钟才睡着的次数有：

3次或更多 ☐　　1—2次 ☐　　过去一周没有 ☐

睡眠目标3

我想确定妨碍我入睡的因素 ☐

无需采取行动：我每天晚上都很容易睡着 ☐

问题4：睡眠质量

根据你的"自我测评：睡眠日志"中的信息，回答下列问题。

你怎样评价自己在过去一星期的整体睡眠质量？

极佳 ☐　　很好 ☐　　较好 ☐　　较差 ☐　　很差 ☐

在大多数日子里，我起床时感觉：

神清气爽 □　　算是精神 □　　疲倦 □　　昏昏沉沉 □

睡眠目标4

我想确定妨碍我睡眠质量的因素 □

无需采取行动：我对自己的睡眠质量感到满意 □

问题5：睡眠中断和影响

a. 我的"自我测评：睡眠中断"得分属于：

无 □　　低 □　　中 □　　高 □

睡眠目标5

我想找出和解决经常令我睡眠中断的因素 □

无需采取行动：我可以安稳地睡一整晚 □

无需采取行动：我会短暂地醒来（例如上洗手间），但很容易

重新入睡 □

b. 根据我的"自我测评：睡眠日志"中的信息，我的睡眠习惯可能干扰到我的（请勾选所有适用的方框）：

清醒程度 □　　心情 □　　专注力 □　　注意力 □

记忆 □　　烦躁易怒 □　　无干扰 □

问题6：睡眠障碍

根据你的"自我测评：睡眠日志"中的信息和你平时的习惯，回答下列问题。

a. 想一下你平时的咖啡因摄取量：

我不喝咖啡（跳到问题6b）

我不喝咖啡，也能在午饭前保持最佳表现：是 □　　否 □

我可能是把咖啡因当药，用以抗衡睡眠负债：是 □　　否 □

我的咖啡因摄取量是每天＿＿＿杯，喝第一杯的时间是＿＿＿＿，喝最后一杯的时间是＿＿＿＿

睡眠目标6a

我想减少每天的咖啡因摄取量：是 □　　否 □

我想把喝最后一杯咖啡的时间提前到每天＿＿＿＿＿＿

无需采取行动：我的咖啡因摄取量并未影响到我的睡眠 □

b. 想一下你平时的上床睡觉时间：

我经常到了上床睡觉时间还很清醒：是 □　　否 □

我到了上床睡觉时间通常会犯困：是 □　　否 □

我用发光设备在床上看书：是 □　　否 □

我经常在床上看电视，或者使用电子设备看剧、看比赛：

是 □　　否 □

我经常在睡前进行放松仪式：是 □　　否 □

📌 睡眠目标6b

我想改掉在上床睡觉时使用发光设备的做法：是 □ 　　 否 □

我想建立睡前的放松仪式：是 □ 　　 否 □

无需采取行动：我在放松仪式中不使用发光设备 □

使用你的"睡眠目标"中的信息，填妥下列表格，这可以帮助你描绘出目前的健康习惯，为需要改正的睡眠习惯排列优先次序。请勾选适用的方框，然后在下一页的"大脑健康行动计划表：睡眠"中填写需要改正的项目。

	健康	需要改正	优先次序*
每晚睡眠时间			
睡眠时间规律			
上床睡觉时间——我获得充足的非快速眼动睡眠			
起床时间——我获得充足的快速眼动睡眠			
日常身体锻炼			
日常接触光线			
晚上放松仪式			
使用发光设备			
卧室环境			
咖啡因摄取量			

	健康	需要改正	优先次序*
尼古丁摄取量			
酒精摄取量			
吃饭时间——吃消夜			
其他			

* 高、中或低。

大脑健康行动计划表：睡眠

在下面表格的"大脑健康行动"一栏，填写你"需要改正"的睡眠习惯。请说明有关行动是可以在短期内相对轻松达成的（速效），还是需要更多时间和精力才能达成的（长期）。你刚看过的10个贴士，应该可以帮助你把每一项行动分解为切实可行的步骤。请按照你想要处理的顺序，排列行动的优先次序（1＝最先处理）。

大脑健康行动	次序	步骤	速效	长期

个人档案：睡眠

使用你在"大脑健康目标：睡眠"一节中的得分作为指引，填妥下列表格。说明你的得分是属于健康、介于两者之间还是不健康。由此出发，你可以判断你目前的行为模式是有利于大脑健康的资产，还是可能损害大脑健康、使你容易在晚年罹患痴呆症的风险。最后，说明你想要改正、改进或维持的方面，排列优先次序，加入你量身打造的大脑健康计划（见第九章）。你会在本书末尾找到填妥后的样本。

方面	健康	介于两者之间	不健康	资产	风险	维持	改进	改正	优先次序
睡眠时间									
作息表									
质量									
中断									
障碍									
合计									

年轻大脑100天（第1—7天）

计划第1—7天：珍惜睡眠

现在，你清楚了解自己目前的睡眠模式、个人目标，以及为了改变睡眠习惯、促进大脑健康所需采取的行动。你会把睡眠档案与在完成这个计划的过程中会建立的其他档案结合起来，建立你的大脑整体健康档案（见第九章）。你还会选择至少一项珍惜睡眠的行动，加入你的大脑整体健康计划。

100天日记

你可以在本书末尾的"100天日记"中，记录你为了实现计划目标所采取的步骤，例如：

· 我买了一个老式闹钟。

· 我睡前洗了个澡。

· 我晚上把手机放在楼下充电，而不是放在床边。

· 我关上了卧室的百叶窗。

你还可以在"100天日记"中记录你的健康习惯，予以庆祝。

第四章

管理压力

　　最佳压力水平会让你充满动力，适应变化，变得更有韧性。你的目标是找到自己的最佳压力水平。压力不要太大，也不要太小，应该不大不小刚刚好。

对抗压力最强大的武器，是我
们选择想法的能力。

——威廉·詹姆斯
（William James）

·· 压力 ··
（上）

　　有一点压力是好事，可以推动你实现目标，迎接每天的挑战。事实
上，妥善管理压力，可以帮助你应对挑战和变化，具有更强的韧性，面
对生活的种种突发状况也更加游刃有余。**短期内，压力可以提升你的记
忆功能；但如果慢性压力管理不当，或者压力激素持续高企，则可能抑
制学习能力，损害记忆功能，对大脑的大小、结构和功能产生不良影响。**

　　要想维持大脑健康，管理和监控生活中的压力源和应激反应是至关
重要的。应激反应也常称为"战斗或逃跑反应"，其进化是为了让人和
其他哺乳动物能够对抗威胁，或者转头就跑。身体压力源（例如疾病、
损伤和疼痛）会让你释放压力激素，当你觉得环境的要求超出了自身应
对能力时，也会感受到心理压力。

　　在本章中，你会找到帮助你管理压力的10个实用贴士。写生活平衡

日志和压力日志，完成本章中的其他自我测评，你会了解到自己对压力的看法和目前的压力水平，从而找到自己的最佳压力水平，而这又有利于大脑健康。你会使用这些信息建立自己的个人压力档案，设定目标，制定压力行动计划（见本章下）。

首先，我们要确定什么是压力，压力会引起大脑的什么反应，以及慢性压力管理不当会对大脑健康产生什么影响。

> **小问题：平均压力水平**
>
> 在过去一整个月里，我的平均压力水平是_____
>
> 1 = 总是完全保持平静，10 = 总是充满压力。

有益大脑：什么是压力

在日常对话中，压力这个词往往有许多含义，可以指代让你产生压力的事物、你体内的生理变化，以及这种现象背后的心理和神经生物学原理。从某种意义上说，压力囊括了所有这些方面，但为免混淆，我们应该加以区分。

身体应激反应的进化，是为了让你能够应对威胁，尽量提升生存概率，并且在应对威胁的同时保持健康。

让你感受到压力的"威胁"，我们称之为"压力源"。

压力源会在你的大脑和身体内引起一系列协调的神经生理事件。这些事件会让你战斗或逃跑，然后，又会让你的身体恢复原状（体内平衡），这是受压力源干扰之前的最佳状态。

我们把这种神经生理反应称为"应激反应"。

20世纪初，研究人员原本把压力与急性身体危机挂钩，例如疾病或损伤。但后来，研究人员发现，心理状态也会激活应激反应，例如失去社会支持，感觉失控，以及生活中缺乏可预测性。"心理压力"是指一个人感觉到环境的要求超出了自身应对能力的程度。

溜冰鞋和过山车

无论感知到的威胁是真实存在还是想象出来的，身体都会产生神经生理应激反应，不同的人会对不同的压力源产生这种反应。这是因人而异的：有些人爱冒险，而有些人对危险避之唯恐不及。你可能爱坐过山车，而我连溜冰鞋也不会穿。不过，虽然对于某件事或某种内部状态是否会带来压力，人与人之间的反应存在巨大差异，但有些事总会激活应激反应，例如危及生命的伤势、严重烧伤，或者跟暴力袭击者发生争执。

在你应对压力源的时候，应激反应可以帮助你维持健康。然而，严重或长期的压力可能会对你的健康产生不良影响，尤其是损害你的中枢神经系统，影响你的行为和大脑功能，包括学习和记忆能力。慢性压力也可引起或加大你患上心理和身体疾病的风险。

我们往往会把压力当成坏事，但在生活中保持最佳压力水平，可以推动你达成目标，适应环境变化，迎接每天的挑战，因此是很重要的。如果毫无压力，你会感到无聊和疏离，这对你的大脑健康和心理健康都没有好处。

对压力产生急性神经生理反应，有助于保护你的身体和大脑，重新建立或维持身体的稳定状态。这可以抗衡可能导致身体和大脑偏离最佳运作状态的影响因素。

应激反应取决于压力源的类型、强度和持续时间。总体上，压力的影响与压力源严重程度之间的关系，呈现一条倒U形的剂量反应曲线。换言之，轻度至中度压力是有益的（在倒U形曲线的弧线或最佳区可见）。而毫无压力或者严重和/或长期压力（分别在倒U形曲线的左右两侧可见）都会对大脑产生有害影响。

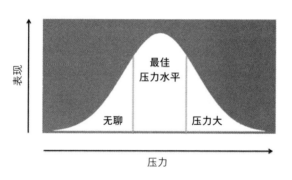

图4-1　压力的倒U形剂量反应曲线

刺激不足

数以千计罗马尼亚孤儿的照片在1989年首次曝光，令全世界为之哗然。即使他们的身体需要得到满足，但情绪需要遭到忽视，缺少刺激，包括玩耍和情绪支持。这些孩子印证了刺激不足的环境带来的影响。自出生时就生活在孤儿院的孩子，脑电波（测量脑电活动的指标）的神经活动较少，也出现了其他脑发育不全的迹象，语言发育严重延迟。还有其他刺激不足的例子没有那么极端，例如失业和社交孤立。

严重和慢性压力可能影响到身体健康、心理健康和大脑健康，导致免疫力低下、焦虑、记忆障碍等。

自我测评：生活平衡日志

从"年轻大脑100天"计划的第8天起一周内，写生活平衡日志。使用下表，记下你每天从事所列活动花费的时间。不必追求精确。不过，要努力每天填写这张表，以确切了解你在每项活动中花费时间的比例。如果你花了很多时间做一项没有列出的活动，请写下你花费的时间，把这项活动填入"其他"旁边。你会在本书末尾找到填妥的样本。

活动	第1天	第2天	第3天	第4天	第5天	第6天	第7天
星期几（星期一、星期二等）							
工作							
做家务*							
陪伴家人							
工作占用私人生活的时间							
私人生活占用工作的时间							
锻炼							
兴趣爱好							
室内活动							

活动	第1天	第2天	第3天	第4天	第5天	第6天	第7天
户外活动							
微笑/大笑							
睡眠							
其他_____							

* 包括与家里相关的杂务，例如购物、打扫卫生、做饭、园艺活动等。

使用你在"生活平衡日志"中记录的信息，回答压力（下）"大脑健康目标：压力"中的问题4。

自我测评：压力日志

在第8—14天，写压力日志。如果你毫无压力，请在日志中留空。如果你在任何一天有多于一项压力，请把每一项都写下来。这会帮助你找到规律。你会在本书末尾找到填妥的样本。

持续时间：从你开始感觉到压力，到你恢复平静的总时间。

压力源：让你产生压力的物体、想法、人、情况、事件等。

地点：你在哪里，例如工作场所、家里、超市里、高速公路上。

活动：你当时在做什么，例如跟顾客打交道、解决问题、争吵、管教孩子、思考、努力入睡。

水平：你的压力达到的峰值：1 = 轻度，2 = 中度，3 = 强烈，4 = 严重。

是否频繁：你在过去一个月感受到这种压力源的次数。

应对策略：你应对这种体验的策略。

星期几	几点	持续时间	压力源	地点	活动	水平	是否频繁	应对策略

使用这个压力日志中的信息，回答本章压力（下）"大脑健康目标：压力"中的问题3。

从舒适区到最佳区

为了促进大脑健康，你的目标不是要消除压力，而是要找出自己的最佳压力水平，也就是对你来说最好的压力水平，在这个水平上，你可以主观体验到刺激、唤醒、清醒、投入甚至乐趣。你十有八九会在安全与风险、控制与自由、兴奋与恐惧之间的分界线找到最佳压力水平，在这个水平上，你可以学习、成长、取得成就和做出改变，可以享受乐趣和焕发活力。这通常是瞬时变化的，因人而异。

挑战、新鲜事物和学习对于大脑健康是至关重要的。你自己的最佳压力水平会让你感觉到足够的安全，可以走出舒适区，挑战自己，享受新体验，不仅让生活更加充实，还能通过学习充实大脑。在这个最佳区里，你让大脑有机会适应瞬息万变的世界，重塑大脑神经基础，建立大脑韧性。

我的应激反应激活时会怎样

你神奇的大脑不仅会适应为你带来挑战的社会、心理和身体压力源，还会判断什么是具有威胁性的，积累相关记忆，调节你的生理和行为反应。参与应激反应的有两大系统：快速作用的自主神经系统[1]，以及较缓慢的下丘脑—垂体—肾上腺轴（HPA轴）。论及压力对大脑健康的影响，杏仁核、海马体及前额皮层也特别值得留意。

随着肾上腺素[2]在人体内循环，会快速引发生理变化，快到你甚至不会意识到。你的心跳加速，把血液输送到肌肉。你的汗腺收缩，把汗珠排到皮肤上。你的呼吸加速，吸入尽可能多的氧气，你的大脑获得额外的氧气，更加清醒。你的视觉、听觉和其他感官变得更加敏锐。血糖进入血流，为你提供能量。

应激反应小知识

你的视觉系统还没弄清楚是怎么一回事，杏仁核和下丘脑就启动

---

① 自主神经系统：自主神经系统由两部分组成（交感神经系统和副交感神经系统），控制呼吸、血压和心跳等身体功能。为自主神经系统的两个组成部分打一个有用的比方：一个是加速器，为身体提供进发的能量，回应压力源（交感神经系统）；而另一个是刹车系统，在威胁过去后，起到让身体平静、舒缓和安宁的作用（副交感神经系统）。——作者注

② 肾上腺素：在"战斗或逃跑反应"中扮演重要角色的激素和神经递质。——作者注

了应激反应。感觉信息通过两个不同的途径传递到你的杏仁核：一条短的通路和一条长的通路。

感觉信息首先会通过丘脑①传递到杏仁核，令你第一时间产生快速的惊跳反应（短的通路）。

感觉信息也会从你的丘脑传递到皮质，在前额皮层等脑区加工，然后传递到杏仁核（长的通路）。

你的皮质会评估信息，赋予意义，判断情况是否具有威胁性，通知你的杏仁核，然后杏仁核会做出适当的反应。

长的通路会让你意识到实际情况，判断你是否有危险，又或者传来的噪声其实并无大碍，虚惊一场。

这些变化在电光火石间发生，快到你不会意识到，但会救你一命，比如一辆车飞快地冲过来，你不假思索就会闪开。

在威胁过去后，你的副交感神经系统②会接管过来，让你的身体恢复平衡状态。

皮质醇

在压力事件发生后15—20分钟内，人体会分泌皮质醇。皮质醇常被称为"压力激素"，但你体内几乎每个细胞都含有皮质醇受体，所以视乎其发挥作用的细胞类型而定，皮质醇可能发挥许多不同的作用。论及应激反应，压力源会激活你的HPA轴。

---

① 丘脑：大脑深处的结构，有多项功能，包括把传入的感觉信息转送到大脑适当区域，以进一步加工。——作者注
② 副交感神经系统：自主神经系统的一部分。见上文"自主神经系统"的释义。——作者注

皮质醇会调动能量，激活或抑制你体内的不同过程，从而满足你对压力源做出行为反应的需求。当血糖供应充足而又稳定，你可以应对持久的压力源。皮质醇也可以抑制并非当下生存所必要的过程，例如免疫、消化和生长。

皮质醇的释放由负反馈机制调节，这意味着随着皮质醇水平上升，会阻断激素的释放，最终导致皮质醇水平下降。

提起皮质醇，大家会联想到慢性压力不好的地方，导致它的名声很差。其实，你的血液里需要稳定的皮质醇供应，才能维持许多基本功能。例如，皮质醇会以可预测的24小时节律，分泌到你的血液中。在清晨时分，你的生物钟（昼夜节律）中的皮质醇供应到达顶峰，发出醒来的信号，敦促你起床，让你产生食欲，开始身体活动。在一天里，皮质醇水平会缓慢地下降，大约到晚上上床睡觉时达到最低点。午夜过后，皮质醇水平开始由最低点再次回升，缓慢地为早晨的到来做好准备，确保你有充沛的精力迎接新的一天。

记　忆

在急性反应中，人体会释放压力激素皮质醇和肾上腺素，增强肌肉活动，让你有力气战斗或快速逃跑。压力激素也会流入海马体，帮助你记住重要的时刻，让你意识到潜在危险，为你未来的生存提供支持。

你的记忆力会提高，让你记住这件事，提醒你不要走进黑暗的小巷，或者让你想起自己遇到袭击者时是怎样自卫或逃跑。一旦危险过去，应激反应会恢复生理平衡，皮质醇水平会回到基准，神经系统会让你从"战斗或逃跑"模式转为"休息和消化"模式。慢性压力会打乱这个自然节律，干扰昼夜节律和睡眠，你从第三章中看到，睡眠对于大脑健康是至关重要的。

不假思索：努力在生活中保持最佳压力水平，从而享受新体验，充实大脑，丰富人生。

损害大脑：当压力变成慢性时，你的大脑会怎样

从压力研究的早期阶段，研究人员就发现，长期压力会加大你患病的可能性。长时间的压力源会反复提高神经生理应激反应，或者在不需要的时候，身体却不懂得关闭应激反应。本来在紧急情况下，应激反应这个生理机制是很有用的；但在慢性压力下，却会打乱你身体的生化平衡，加速疾病的发生，影响到你的大脑功能。

慢性压力

如果压力激素在长时间内持续释放，可能会产生不良后果，引起记忆障碍，持续抑制免疫功能，把过多能量储存为脂肪。如果情况得不到控制，可引起动脉硬化、腹型肥胖和高血压，这些问题都会增加你罹患痴呆症的风险，导致脑容量缩小，损害学习和记忆能力。

我们的身体通常是非常高效的，有赖于负反馈机制，会把皮质醇维持在可控水平。然而，当皮质醇水平过高，持续时间过长，就会破坏这个反馈机制。皮质醇分泌可能一飞冲天，又或者分泌不足。又或

者你晚上想要睡觉时，身体却分泌出大量的皮质醇，而早上需要皮质醇来敦促起床时，却没有分泌。唉！基本上，你的皮质醇水平与你的需要不再同步。

自我测评：知觉压力

这份自我测评会询问你在过去一个月的感觉和想法，以了解你感知到的压力情况（知觉压力）。在每个问题中，请根据你产生某个感觉或想法的频率，填写相应的分数。这些问题看似差不多，但其实是不同的，所以，请把每个问题独立看待。请快速回答。不用去数你上个月产生某个感觉的次数，只要勾选估计最接近的答案就可以了。

在过去一个月，你有多少时候……	从不 0	偶尔 1	有时 2	时常 3	总是 4
1. 由于一些无法预期的事情发生而感到心烦意乱					
2. 感觉无法控制自己生活中重要的事情					
3. 感到紧张不安和压力					
4. 对于有能力处理自己私人的问题感到很有信心					
5. 感到事情顺心如意					
6. 发现自己无法处理所有必须做的事情					
7. 有办法控制生活中恼人的事情					
8. 觉得情况尽在掌握					
9. 由于自己无法控制的事情而感到生气					
10. 感到困难的事情堆积如山，而自己无法克服					

计算你的得分：

先把问题4、5、7和8的分数倒转过来。

在这4个问题中，把分数改成：

从不 = 4，偶尔 = 3，有时 = 2，时常 = 1，总是 = 0。

现在把每一项的分数相加，得出总分。

我的总分是＿＿＿＿＿＿。

你的得分意味着什么

知觉压力量表的个人得分介于0—40之间，得分高意味着你感知到的压力高。

0—13分被视为压力低。

14—26分被视为压力中等。

27—40分被视为感知到的压力高。

注：如果你对自己的压力水平感到忧虑，无论在本章中量表的得分是多少，或许都应该去看一下医生。

把你的得分填入本章压力（下）"大脑健康目标：压力"中的问题2b。

心理压力

你怎样看待压力是很重要的。心理压力是与年龄相关的认知功能减退的风险因素。美国70岁以上的成年人中，有超过540万人虽然没有患上痴呆症，但患有认知障碍。应对可变风险因素（例如心理压力），可尽量降低在晚年患上认知障碍和痴呆症的风险。心理压力与多种健康状况相关，而这些健康状况会加大认知功能减退和患痴呆症的风险，因此，心理压力是重要的风险因素。

面对某个情况或事件，当你觉得有压力，就会分配认知资源加以应对。比起毫无压力的时候，这时的认知表现会有所下降。如果你忙于应对某个压力源，不停地回想充满压力的往事，或者担忧未来可能发生的事，这会影响到你当下的认知功能。这是因为你的反刍思维[①]（钻牛角尖）消耗了有限的注意力，侵蚀了持续加工信息所需的资源。

在这些情况下，短期压力会对你的认知功能产生影响，导致你多项能力下滑，包括保持注意力，清楚自己在做什么或说什么，记住手头任务的步骤。这种压力会使炎症和消极情绪在短期内加重，而炎症和消极情绪都会让你感到疲劳，这可能使你注意力涣散。

比起压力较小的同龄人，长期承受慢性压力的人往往认知表现较差，痴呆症发生率较高，认知功能减退较快。慢性压力会加大生物损耗，导致激素紊乱，令炎症加重，令构成认知功能基础的神经结构出现压力引起的变化。

压力与记忆有何关系

不用我说，你也知道情绪和记忆是息息相关的。你知道，情绪和记忆都是从你自己的体验产生的。你在聚会上遇到很多陌生人，这一晚过后，你会记得谁呢？当然是让你大笑、尴尬，或者跟你吵了一架的人。随着时间推移，最强烈、最持久的记忆具有情绪显著性[②]，在你

[①] 反刍思维是指经历了负面事件后，个体对事件、自身消极情绪状态及其可能产生的原因和后果进行反复、被动的思考。——译者注

[②] 显著性（salience）主要指刺激引起注意的特点。最强烈、最持久的记忆容易引起你的情绪。——译者注

心目中有自己的意义，会使你产生种种情绪，从愉悦到痛苦、从快乐到恐惧，不一而足。

除了让你为威胁的急性后果做好准备，然后恢复体内平衡之外，压力还会引起长期适应反应。这是一项重要功能：对具有情绪显著性的体验和压力事件强化记忆，是具有高度适应性的，可以让你记住重要信息，在日后某个时候为你提供保护。然而，当压力变成慢性或创伤性时，编码具有情绪显著性的记忆可能变得适应不良。压力也可能令记忆提取和工作记忆出现障碍。

海马体、中央执行网络和主管情绪的杏仁核

前额皮层（中央执行网络）、海马体和杏仁核（主管情绪）是参与应激反应和记忆功能的主要脑区。慢性压力会影响到这三个结构的可塑性，其中，杏仁核的可塑性会增强，但前额皮层和海马体的可塑性会下降，引起有趣的行为模式，可能对做出有利于大脑健康的生活选择产生影响。

科学家最初研究压力对认知功能的影响，是因为留意到在和平时期技术娴熟的飞行员，"二战"时面对战斗的压力，经常由于心理失误而坠机。为了理解这种现象而进行的早期研究发现，压力会损害需要复杂灵活思考的任务表现，但会改善简单、习惯性或熟能生巧的任务表现。受压力损害的任务类型，是依赖前额皮层的任务。

在没有压力的情况下，你的前额皮层会通过与其他脑区（包括杏仁核和海马体）的一系列广泛联结，明智地调控你的行为。前额皮层让你能够做出决策，判断情况，决定在社会情境下适当的行为。前额

皮层也让你能够智胜更快、更强大的敌人或竞争对手。通过神经网络，前额皮层为工作记忆提供支持，让你能够（例如）维持对刚发生事件的记忆，同时获取过往体验的信息，两相结合，做出更明智的决策，调控你的行为和思考，监控你的情绪，改变你的情绪化行为反应。

反省性和反射性

我喜欢公开演讲。向求知若渴的听众传授信息，可以给我带来莫大的愉悦感。但对许多人来说，光是想到公开演讲，就会惊出一身冷汗。当公开演讲被视为压力源，会损害工作记忆和认知灵活性，但会改进负性刺激的经典条件反射[①]以及海马体记忆。

当一个人承受心理压力，杏仁核激活压力通道，人体会释放出大量的正肾上腺素[②]和多巴胺[③]，这会损害前额皮层的调节，但会提高杏仁核的功能。

你的行为模式从缓慢、深思熟虑的前额皮层反应，转换为快速、反射性和情绪化的反应。

大脑从前额皮层深思熟虑的反省性调节，转换为杏仁核和其他大脑皮层结构更快速的反射性调节，当危险迫在眉睫、你需要快速行动的时候，这或许能救你一命，可是，当你做出的选择要求你详尽分析、能够控制或抑制冲动行为或反射性反应时，却会产生负面影响。

---

① 经典条件反射：一种关联性学习，涉及不同事件和刺激之间的关联。当中性刺激（例如铃声）与无条件刺激物（例如食物）相配对，引起无意识的反应（例如分泌唾液），中性刺激（铃声）会开始引发类似于无条件刺激物（食物）引起的反应（分泌唾液）。——作者注
② 正肾上腺素：涉及调动大脑和身体的活动的激素和神经递质。——作者注
③ 多巴胺：涉及多种功能的神经递质，包括奖赏、愉悦和运动。——作者注

在压力下失控，可能会导致不利于大脑健康的多种行为复发，例如吸烟、酗酒、暴饮暴食和毒瘾。长期压力也可能让我们容易患上抑郁症。让大脑快速从反省性反应转换为反射性反应的分子事件也可能引起与阿尔茨海默病相关的退行性病变。

压力事件可能对学习和记忆产生深远影响。压力会阻碍记忆更新新信息，因此，人会从灵活的认知学习转向更僵化、习惯性的行为。

微妙的平衡

此外，慢性压力会打乱前额皮层与海马体之间的关系，阻碍我们灵活思考、巩固记忆。慢性压力也会加大恐惧和焦虑，损害工作记忆。在杏仁核内，神经网络活动和神经联结生长有所增加；但在海马体内，活动有所减少，而海马体和前额皮层都损失了神经联结。脑源性神经营养因子（美乐棵营养土）在杏仁核内有所增加，但在海马体内有所减少。

慢性压力会加强大脑促进应激反应的结构，弱化为应激反应提供负反馈的结构，损害你控制或关闭应激反应的能力。

压力持续几周，才会让海马体发生结构性变化；但压力只要持续一周，前额皮层就会开始发生变化。值得庆幸的是，动物研究显示，前额皮层和海马体的变化是可逆的，所以，现在开始管理压力，为时未晚。

改变基础

在压力事件后，从压力引起的神经基础变化复原，可以被视为一种神经可塑性适应。面对压力时的大脑韧性是大脑健康的重要方面。然而，如果在压力结束后，脑部变化依然持续，就表明大脑韧性未能发挥作用。

压力和大脑老化

早年的压力和成年时期的慢性压力都可能降低大脑韧性，让大脑更容易受到随后接触的压力影响，随着大脑老化，这可能对大脑产生负面影响。然而，科学研究显示，身体锻炼和从事认知要求高的任务，都有助于保护大脑免受压力损害，在老化过程中维持神经元可塑性。

长期或反复承受压力，受影响最大的是老年人和青少年，其中，老年人的大脑结构正发生与年龄相关的变化，而青少年承受压力时大脑结构正在发育。人到晚年，压力会阻碍海马体内的神经元再生，降低神经元存活率。

压力在大脑老化中扮演重要角色，因此，管理压力对于维持年轻大脑是至关重要的。生理老化带来的变化会与慢性压力源相互作用，让大脑在面对压力激素高企和代谢挑战时，更容易受到影响，随后承受压力的韧性下降。面对与年龄相关的脑容量损失、阿尔茨海默病和其他痴呆症，前额皮层和海马体所受的影响最大。

自我测评：压力频率

在下面的表格中，填入你出现压力迹象/症状的频率，以了解压力对你的生活和行为产生的影响。

122

	从未	每月 1次	每周 1次	每周 2—3次	每天	每天 1—2次	总是
健忘/心不在焉							
缺乏幽默感							
只工作，不玩耍							
饮食习惯不健康							
感觉孤独或孤立							
睡不着或睡眠断 断续续							
头痛							
感觉烦躁易怒							
肌肉紧张							
感觉疲倦或疲劳							
感觉无聊							
感觉抑郁							
性急、生气或怀 有敌意							
担忧							
焦虑							
感觉恐慌							
胃部不适							
感觉坐立不安、 发痒、不自在							

这些回答会帮助你回答本章压力（下）"大脑健康目标：压力"中的问题1b。

压力的常见迹象

学会辨认压力的迹象和症状，可以帮助你采取行动，减少有害影响，尽量降低压力变成慢性的可能性。

感觉健忘？

心不在焉是压力的常见迹象。压力会干扰学习和记忆能力，可能会叫人忘了以后要做的事，例如定期服药或跟朋友聚餐。专注力和睡眠也可能受到压力影响。睡眠障碍和注意力不集中会对记忆功能产生负面影响。

只工作，不玩耍？

长期或慢性压力可能会诱使我们视野狭隘，不去抽时间锻炼身体或从事其他休闲活动，例如爱好、音乐、艺术或读书，甚至顾不上与亲朋好友一起说说笑笑。显而易见，这会对大脑健康产生负面影响。

失去幽默感？

压力可能会偷走我们的幽默感，让我们看不到生活的乐趣。大笑是解压的终极良方，而幽默感可以帮助我们应对难以想象的困难。事实上，大笑可以降低压力激素皮质醇的水平。与幽默感欠缺的人相比，幽默感强的人在遇到压力时，抑郁和焦虑程度较低。

饮食习惯不健康？

压力可能令人暴饮暴食，选择不健康的食品。短期内，压力可能抑制食欲，但长期而言，如果压力变成慢性，又得不到适当管理，皮质醇会增强你的食欲，让你更想吃东西。含咖啡因的饮料和高糖食物可能会加强杏仁核的活动，从而加大压力。

睡不着或睡眠断断续续？

压力可能会让人难以入睡，或者容易半夜醒来。当你的身体处于平衡状态，皮质醇会以可预测的24小时节律，分泌到你的血液中。慢性压力可能会打乱你的生物钟。

由于压力而有过睡眠障碍的人都知道这种感觉：由于血液中皮质醇过多，半夜醒来，一直到清晨时分才迷迷糊糊睡过去，到闹钟响起时，却由于皮质醇水平下降，睁不开眼睛。

感觉孤独？

"压力山大"时，我们需要独处的时间静静思考，这时候，很容易把别人拒于千里之外。或许我们避不见人，是怕自己把压力引起的暴躁或烦躁易怒的情绪发泄到别人身上。与亲朋好友相处需要我们付出努力，或许感觉又多了一个压力源，结果是，我们在需要寻求社会支持的时候，却把自己孤立起来。这样离群索居，只会让情况变本加厉，对我们的身体、心理和大脑健康产生深远的影响。

持续的压力可能会对大脑功能和行为产生持久的负面影响。保持活跃的社交活动对于大脑健康是至关重要的，持续或严重的压力可能会影响到我们的社交行为。当我们在一段时间里充满了压力，会减少社交活动，你在下一章会看到，社交活动对于大脑健康是至关重要的。压力可能会让我们变得烦躁易怒，甚至对其他人怀有敌意。

不假思索：管理压力，保护你的海马体和前额皮层，避免出现萎缩。

总结

::

- 最佳压力水平会让你充满动力，适应变化，变得更有韧性。
- "心理压力"是指一个人感觉到环境的要求超出了自身应对能力的程度。
- 压力源可以是真实存在或者想象出来的，即使是不确定的想法或者淡淡的情绪，也可能引发应激反应，让你的认知、心情、行为和健康发生变化。
- 严重或长期压力可能会对你的行为和大脑功能产生负面影响，包括学习和记忆能力。
- 慢性压力可能会引起睡眠障碍，而睡眠对于大脑健康是至关重要的。
- 压力会偷走注意力、学习和记忆所需的资源。
- 慢性压力让你的行为模式从缓慢的反省性反应模式，转换到快速的反射性情绪化反应。当危险迫在眉睫的时候，这或许能救你一命，可是，当你做出的选择要求你详尽分析、能够控制或抑制冲动行为或反射性反应时，却会产生负面影响。
- 压力会改变你的大脑结构及其运作方式。
- 长期或反复承受压力，受影响最大的是青少年和老年人，其中，青少年的大脑结构正在发育，而老年人的大脑结构正发生与年龄相关的变化。

管理压力的10个实用贴士

你的目标是找到自己的最佳压力水平。压力不要太大，也不要太小，应该不大不小刚刚好——就像《金发女孩和三只熊》这个童话故事中，金发女孩找到最适合自己的东西一样。你可以通过各种方式测试自己的压力边界。你可以干脆地去做让自己产生压力的事情：向心仪的同事提出邀约，求职面试，或者一个人去看电影。也可以循序渐进，慢慢多接触一点压力源，例如为了克服对溺水的恐惧，学习游泳，但一步一步来，先在池边伸脚探一下水，而不是一下子跳进深水池里。

管理压力的10个实用贴士

1. 兴奋

2. 活跃

3. 专注当下

4. 积极

5. 平衡

6. 务实态度

7. 实际一点

8. 保持兴趣爱好

9. 快乐

10. 保持联系

1. 兴奋

压力是生活的一部分，是很自然的，压力让我们充满动力，适应变化，变得更有韧性。如果没有了挑战、不确定性和新鲜事物，生活会一成不变，也太无聊了。如果我们从来不去进行第一次约会，不去参加工作面试，不做公开演讲，生活会是怎样的？只要我们做好适当准备，在需要时寻求支持，妥善管理压力和压力源，压力事件是我们实现个人成长和成就的机会。

我们还是会感到害怕，往往想逃之夭夭，但只要破茧而出，我们就会收获丰盛的果实，会焕发活力、生机勃勃、倍感自豪——回首这段经历，我们也能从中汲取经验教训。稍微转变一下看问题的角度，化恐惧为兴奋，你就会大为改观。下一次，你感到忐忑不安的时候，试着把这种感觉叫作兴奋，而不是压力——反正两种感觉几乎是一样的。这是你的选择。记住，勇气来源于恐惧。

2. 活跃

锻炼和体育活动会减轻压力，释放内啡肽，让我们感到快乐。锻炼身体会对大脑结构和功能产生直接的好处（第七章）。锻炼也能促进心脏和心理健康，降低抑郁和焦虑水平。每天抽空锻炼身体，是管理压力的良方，也是让头脑更加清醒、精神更加集中、提升整体认知功能的有效方式。

你在饱受压力时可能难以入睡，但锻炼身体也能改善睡眠。如果大半天静坐不动，你的焦虑水平会上升，所以，白天抽时间多动一下。

即使是5分钟的有氧运动，也可以产生抗焦虑的效果。

3. 专注当下

我们倍感压力时，可能难以专注于手头的任务。专注当下，专注于我们正在做的事情，是克服压力引起的心不在焉的天然解药。

消极的想法或记忆会引起焦虑、压力和抑郁，而专注当下也能让我们避免卷入其中。觉察自己的身体，例如走路时感受脚掌着地，或者专注于吸气和呼气，可以让你与当下建立更强的联结。

4. 积极

消极思维会引起压力，也可能是因压力产生的，是焦虑的常见症状。积极思维不仅有助于减轻压力，还会为大脑健康带来切实的好处（第八章）。试着把自己消极的想法写下来。光是写下来这个动作，就可以让你的大脑不必记住这些想法。

5. 平衡

你的身体喜欢规律，需要内部平衡来维持健康。压力可能会打乱平衡，严重危害健康。请养成规律的饮食和锻炼习惯。每天在同一时间上床睡觉，给自己的身体休息的时间，在压力事件之后休养生息。

设定好界限，确保自己在工作和生活其他方面之间保持适当的平衡。关闭电邮通知，只在预定的时间查看邮件。如果有可能，把工作视为一个地方，而不是一件事。为兴趣爱好、社交活动和放松腾出时间。

6. 务实态度

对自己能做到什么事情持务实的态度。认识到在哪些时候，"足够好"比"追求完美"更可取。此外，对周围的人能做到什么事情持务实的态度，例如同事、下属、朋友和亲戚等。

7. 实际一点

我们都知道一大早满屋子跑、拼命找钥匙的感觉——你已经快迟到了，压力源接踵而来，实在是一件讨厌的事。

其实，你可以通过一些简单的方法来减轻压力，例如把所有重要的东西放在同一个地方，包括钥匙、钱包和眼镜。再也不用一大早就慌了神。

写压力日志，找出让自己产生压力的诱因，并找出和避免会让你压力加大的情境。

8. 保持兴趣爱好

有时候，压力会诱使我们视野狭隘，一味去关注带来压力的事情。我们被蒙蔽了视线，忘了去做感兴趣的事。兴趣爱好显得无关紧要，甚至是无端浪费时间，尤其是我们的时间那么少，要做的事情又那么多。但从事兴趣爱好是绝佳的解压方式，可以让我们在刺激不足时，又或者对生活其他方面应接不暇时，产生真正的成就感。兴趣爱好可以为大脑带来挑战，让你有机会运用最佳技巧，边学习边享受乐趣。兴趣爱好可以让你彻底沉迷其中，忘记时间的流逝，把生活中的压力源抛诸脑后。

9. 快乐

微笑和大笑是我最喜欢的解压良方。与其他人一起开怀大笑是很有好处的，可以增进感情，减轻压力和焦虑。虽然科学家还不是十分清楚大笑的神经基础，但认为大笑就像抗抑郁药，可以提高大脑中的血清素水平，让你的心情变好。当你的大脑塞满了信息、不胜负荷时，会从身体寻求生物反馈。当你微笑起来，你就在向大脑发出信号，让大脑释放有助于消除压力和焦虑的化学物。在第八章中，你会进一步了解到微笑是怎样为大脑健康带来好处的。

10. 保持联系

"压力山大"时，你可能不想见人，但这时要抵制住这种诱惑。向亲朋好友寻求支持，必要时去看医生。明智地选择与什么人相处——你需要的是支持，而不是加大自己的压力。在下一章中，你会进一步了解到社会联系给你带来的好处。

·· 压力 ··

（下）

> **目标 — 行动计划 — 个人档案**
>
> 为压力设定目标，制订行动计划，建立自己的个人档案。

大脑健康目标：压力

使用你在"生活平衡日志""压力日志"中记录的信息以及自我测评得分，回答下列问题，可以帮助你设定管理压力的目标，促进大脑健康。

问题1：平均压力水平

a. 根据你在"小问题：平均压力水平"中的回答

我的平均压力水平得分是：低 □　　中 □　　高 □

b. 根据"自我测评：压力频率"中的信息，回答下列问题。

压力频率表格会让你大致了解压力对你的生活和行为产生了什么影响。如果你每天或总是出现这些迹象/症状，或者出现了很多症状，或许你正在承受慢性压力，需要更好地管理压力。

压力目标1

我想要更好地管理压力 □

无需采取行动：我对自己管理压力的方式感到满意 □

问题2：感知到的压力情况

a. 根据你通常的感觉，回答下列问题。

我把生活的挑战看作机会：

很少 □ 　　有时 □ 　　通常 □

我关注自己可以控制的方面：

很少 □ 　　有时 □ 　　通常 □

我关注自己无法控制的方面：

很少 □ 　　有时 □ 　　通常 □

b. 根据你在"自我测评：知觉压力"中的总分，回答下列问题。

我感知到的压力情况是：低 □ 　　中 □ 　　高 □

压力目标2

我想要改变感知到的压力情况：是 □ 　　否 □

无需采取行动：我对自己感知到的压力情况感到满意 □

问题3：日常压力

根据你的"自我测评：压力日志"中的信息，填妥下列表格。

说明你是想要集中精力改变压力源，还是改变你回应压力源的方式。

压力源	可控	不可控	改变压力源	改变回应方式

压力目标3

我想要改变自己回应不可控压力源的方式：是 □　　否 □

无需采取行动：我对自己回应不可控压力源的方式感到满意 □

我想要去除或改变可控压力源：是 □　　否 □

无需采取行动：我对自己管理压力源的方式感到满意 □

问题4：生活平衡

我不喜欢"工作/生活平衡"这个说法，因为这无形中暗示工作是不好的，是压力的来源。其实，这是因人而异的。对许多人来说，工作是很有意义的，可以从中得到莫大的满足感。我们的目标不是增加或减少工作时间，而是确保你在享受的各种活动之间取得平衡，有刚刚好的压力、睡眠和锻炼，为大笑和户外活动留出空间。

根据你的"自我测评：生活平衡日志"，填妥下列表格。

	很少	有时	通常
我对自己的工作时间感到满意			
我的工作可以给我带来成就感			
我对自己与亲朋好友共度的时间感到满意			
我每周至少有5天会做运动			
我对自己花在兴趣爱好上的时间感到满意			
我对自己进行户外活动的时间感到满意			
我在个人生活中会微笑和大笑			
我在工作中会微笑和大笑			
我对自己的睡眠时间感到满意			

压力目标4

我想要改变自己投资时间的方式，实现更好的生活平衡：

是☐　　否☐

无需采取行动：我对自己投资时间的方式感到满意 ☐

使用你的"压力目标"中的信息，填妥下列表格，这可以帮助你描绘出目前的健康习惯，为需要改正的压力习惯排列优先次序。请勾选适用的方框，然后在下一页的"大脑健康行动计划表：压力"中填写需要改正的项目。

	健康	需要改正	优先次序*
我感知到的压力情况（知觉压力量表得分）			
我回应压力源的方式			
日常身体锻炼			
与其他人保持联系的时间			
工作时间			
兴趣爱好时间			
微笑和大笑的时间			
每晚睡眠时间**			
置身于大自然中的时间			
使用高科技设备的时间			
组织和准备情况			
咖啡因摄取量**			
糖摄取量			
其他			

* 高、中或低。

** 根据你在第三章填妥的"睡眠日志"回答。

大脑健康行动计划表：压力

在下表中的"大脑健康行动"一栏，填写你需要改正的压力习惯。请说明有关行动是可以在短期内相对轻松达成的（速效），还是需要更多时间和精力才能达成的（长期）。你刚看过的10个贴士，应该可以帮助你把每一项行动分解为切实可行的步骤。请按照你想要处理的顺序，排列行动的优先次序（1 = 最先处理）。你会在本书末尾找到填妥的样本。

大脑健康行动	次序	步骤	速效	长期

个人档案：压力

使用你在"大脑健康目标：压力"一节中的得分作为指引，填妥下列表格。说明你的得分是属于健康、介于两者之间还是不健康。由此出发，你可以判断你目前的行为模式是有利于大脑健康的资产，还是可能损害大脑健康、使你容易在晚年罹患痴呆症的风险。最后，说明你想要改正、改进或维持的方面，排列优先次序，加入你量身打造的大脑健康计划（见第九章）。

方面	健康	介于两者之间	不健康	资产	风险	维持	改进	改正	优先次序
压力水平									
感知到的压力情况									
日常压力									
生活平衡									
合计									

年轻大脑100天（第8—14天）

第8—14天：管理压力

现在，你清楚了解自己目前的压力模式、个人目标，以及为了管理压力、促进大脑健康所需采取的行动。你会把压力档案与在完成这个计划的过程中会建立的其他档案结合起来，建立你的大脑整体健康档案（见第九章）。你还会选择至少一项管理压力的行动，加入你的大脑整体健康计划。

100天日记

你可以在本书末尾的"100天日记"中，记录你为了实现计划目标所采取的步骤。例如：

- 我对今天能够完成多少工作持更加务实的态度。
- 我只在上午查了一次电邮，下午查了一次电邮。
- 我今天出去吃午饭，而不是在办公桌前吃饭。
- 我今天下午6点关掉了电脑和电话通知。

你还可以在"100天日记"中记录你的健康习惯，予以庆祝。

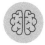

第五章

多社交，多动脑

当我们过着融入社会的生活，经常与其他人打交道，我们的认知功能减退较为缓慢。社会纽带较多的人，患上痴呆症或认知障碍的可能性较低。

大脑不用即废。我们要积极参与社交互动和脑力刺激活动。

用别人的头脑武装自己的头脑
是很有益的。

——米歇尔·德·蒙田
（ Michel de Montaigne ）

·· 社交和脑力活动 ··

（上）

仔细想想看，人真的是很奇怪的生物。我们的逻辑有时是讲不通
的。我们把认知功能减退怪罪在衰老上，却不想想，我们往往把有利
于大脑健康的活动集中在童年、青少年和青年期，例如学习和社交。
人是社会动物，社交可刺激大脑，有利于大脑健康和心理健康。当我
们过着融入社会的生活，经常与其他人打交道，我们的认知功能减退
较为缓慢，也较少患上阿尔茨海默病。越来越多的证据显示，社交有
助于维持认知功能。

社交互动也常与其他影响大脑健康的活动相互交织，包括学习以
及与他人共处、刺激认知功能的休闲活动。人无论在一生中什么时候
接受教育，都可以建立大脑储备，可是一般而言，我们社会主要关注
的是儿童、青少年和青年教育。有些人有幸从事具有挑战性的工作，

可以持续刺激大脑；但可悲的是，人到中年，许多人都做着驾轻就熟的工作，习以为常，懒得动脑。

在本章中，你会看到许多教你怎样多动脑、多社交，有益大脑健康的实用建议。完成自我测评，你会更清晰了解自己的社交需求和脑力活动水平，帮助你做出改变，促进大脑健康。你会利用这些信息建立自己的个人社交和脑力活动档案，设定目标，制订社交和脑力活动行动计划（见本章下）。我们先来探讨一下为什么在日常生活中需要多跟人打交道、多迎接挑战和新鲜事物、多学习，这背后的神经科学原理是什么。

小问题：社交

你有多少时候觉得自己被其他人孤立？ _____

1＝很少；2＝有时；3＝经常

有益大脑：你为什么需要让大脑保持活跃

我们的生存依赖于社会。我们本能上想要靠近别人，避免孤立。我们的生存依赖于互惠的关系，会形成互惠互利的关系纽带。社会纽带可保护我们安全，让我们得以繁衍。孤立是不利于人类生存的。比起社会纽带较少的人，社会纽带较多的人晚年患上痴呆症或认知障碍的可能性较低。社会纽带较多的人更健康，更少出现抑郁，寿命也更长。

多社交和社会人

人（总体上，其实是灵长类动物）的大脑似乎对社会影响特别敏感。在灵长类动物中，社会群体的规模与其新皮质的相对容量之间存在关系。人类的社会生活能力很强。在人类进化史上，人的社会生活能力显著发展，大脑也随之进化。社会生活的复杂性（包括需要预测其他人的行为，智胜别人）可能导致人的大脑容量扩张，进化出复杂的神经系统。要在我们居住的社会中正常生活，社会认知是基本需要，让我们能够跟其他人和睦相处，从别人的角度出发看问题。社会认知障碍（例如同理心下降，社会行为异常，难以从别人的角度出发看问题）都可能是神经退行性疾病的早期特征。

社交是指我们与环境中的其他人打交道，包括我们所有社交互动、社交活动、人际网络和功能性与情绪性社会支持。你的社会环境有助于塑造你的大脑。你跟亲朋好友、同事、邻居和陌生人的社交互动会给你的大脑带来可塑性变化，影响大脑结构和运作方式。回答下列问题，评估你的社会联系感。

自我测评：社会联系感

1. 你目前的婚姻状态是：

已婚 □　　　有同居伴侣 □　　　单身（从未结婚）□

分居 □　　　离婚 □　　　丧偶 □

2. 你是否参加任何团体，例如老年中心、社交或工作小组、宗教团体、自助团体或慈善、公共服务或社区团体？是 □　　　否 □

3. 你多久参加一次宗教集会或仪式?

从未或几乎从未 □　　每年一两次 □　　每几个月一次 □

每个月一两次 □　　每周一次 □　　多于每周一次 □

4. 你有多少个可以安心倾吐私事、关系亲近的朋友?

没有 □　　1—2个 □　　3—5个 □

6—9个 □　　10个或更多 □

5. 你有多少个可以安心倾吐私事、关系亲近的亲戚?

没有 □　　1—2个 □　　3—5个 □

6—9个 □　　10个或更多 □

问题	社会联系感	得分
1	婚姻状态 已婚或有同居伴侣（1） 所有其他（0）	
2	参加任何团体 是（1）　否（0）	
3	参加宗教集会或仪式 每个月一两次或更频繁（1） 每几个月一次或频率更低（0）	
4&5	关系亲近的朋友和亲戚 关系亲近的朋友有2个或更少，关系亲近的亲戚有2个或更少（0） 所有其他得分（1）	
	社会联系感总分（最高得分＝4）	

* 问题2和问题3的回答应该是不重叠的。

你的得分意味着什么

0分或1分是最孤立的类别，2分、3分或4分代表着社会联系感增加。

把你的得分填入本章社交和脑力活动（下）"大脑健康目标：社交和脑力活动"中的问题3。

人与人之间的互动塑造着我们的神经回路，而这些神经回路支撑着我们的社会行为。社交活跃的生活方式和刺激性的环境可以促进新神经元生长，令突触密度增加。社交活动会加大脑容量，让我们更有效地使用脑网络。光是10分钟的社交互动，就可以提升你的大脑表现。

社会脑

每当你进行社交互动，就会运用复杂的大脑活动，展现出无与伦比的认知灵敏度，让你能够理解其他人的言行，读懂他们的情绪，过滤你自己的想法，作出适当的回应。在这过程中，你经常还在从事其他活动，例如走路，或者一手拿着饮料，另一手去拿开胃小菜。

负责社交互动和社会认知的复杂脑区网络统称为"社会脑"。这一网络主管无数社会过程，让你能够认出其他人——他们的面孔、手势和情绪——与人沟通，解释你自己的行为，理解和预测他人的行为，评估他人的信念、意图、欲望、倾向和行动。

有些社会过程是自动自发，在无意识中进行的，因此，不受你的意识控制。然而，有赖于你的前额皮层，你有许多社会行为是受到意识控制的。例如，你觉得好友新剪的头发很难看，但可以忍住不把心里话说出来，免得伤了对方的心。

这样管住自己，可以让你维护重要的关系，把情绪和行动控制在合乎社会行为规范的范围内。睡眠不足、压力、衰老、损伤、大脑疾病和其他一些疾病都会损害你的大脑自我调节的能力，我们许多人都试过在"压力山大"或疲惫不堪的时候说错话或者说话不过脑，因此吃过苦头。

你在进行社交活动，甚至只是想起某个人或者想要弄明白某段社会关系时，特定的脑区会活跃起来；然而，你的社会脑并不是孤军奋战的。负责加工非社交信息的脑区也会发挥作用。社会和情绪行为是息息相关的，负责加工情绪的脑部结构也会参与到你的社会行为中。社交需要你的各个脑区协调行动。这些脑区专门负责加工社会信息、非社会信息和情绪信息。

内容和语境

在任何时候，究竟是哪些脑区被激活，在很大程度上视内容和语境而定。例如，面孔会激活你的梭状回面孔区，这是位于颞叶后方的脑区。然而，为了辨别面部表情所代表的情绪，需要激活负责解码情绪信号的其他脑区。如果你看到的面部表情是恐惧，你的杏仁核会被激活。如果你看到的表情是厌恶或痛苦，你称为"前脑岛"的脑区会被激活。情绪是很强大的社会信号，让你可以回应别人，并左右别人回应你的方式。

大脑最新进化的部分是新皮质，可以称为你的"思考脑"。大脑最古老的部分位于你的脊髓上方，称为"脑干"或"爬行动物脑"。你的缘脑也称为"中脑"或"情绪脑"，夹在两者之间。你需要爬行动物脑来控制生存所需的最基本功能，例如心跳、呼吸和消化。你的中脑负责处理爱、生气、内疚和其他情绪，而你的新皮质包含了脑额叶，能够诠释和形成极其复杂、有时相互冲突的信息。

你进行社交活动时，爬行动物脑、情绪脑和思考脑通过多个操作系统合作，有时协调，有时冲突，视乎语境而定。抵制馥郁香甜的巧克力蛋糕的诱惑，就是系统冲突的一个例子——你想要吃这个蛋糕（基本功能），吃了会感觉良好（情绪），但你希望能穿得下漂亮的新衣服，出席朋友的婚礼（思考）。所以你没有吃这个蛋糕!

镜像神经元

你的大脑也包含称为"镜像神经元"的细胞，不论是自己做出动作，还是看到别人做出同样的动作，镜像神经元都会被激活。这些脑细胞可以像镜子一样映射你看到的动作，对于你自己怎样做动作以及怎样观察和诠释别人的动作，都是至关重要的。这些镜像神经元基本上让你可以对别人感同身受。这些模拟可能是在电光石火间发生，你甚至不会意识到。

前运动皮层等脑区会模拟你看到的动作，这种模拟也会触发负责情绪的脑区（例如杏仁核）的活动。这会加强模拟动作和对你看到做这个动作的人产生认同感之间的联系。因此，看到别人经历愉悦或痛苦，你也会产生类似的情绪和生理反应，感同身受。或许也正因如此，你看到有人受伤，或者《好声音》（*The Voice*）、《X音素》（*The X Factor*）或《舞动奇迹》（*Strictly Come Dancing*）上你最喜爱的选手因获胜或被淘汰而落泪时，自己也会唏嘘不已。

你在观看最喜爱的体育赛事时，大脑中的运动系统会被激活，就像自己在踢球、接发球或高尔夫挥杆一样。然后，你的情绪中心会被触发，你也会感觉到赢球的狂喜和输球的痛苦。这会让你理解别人的心理状态，诠释和预测他们的行动和意图，感同身受。

社　交

究竟社交活跃的生活方式为什么有利于认知功能，我们还不是十分确定。当然，也可能是认知功能减退导致了社交水平的变化，而不是反过来。认知功能减退可能会使一个人的社交能力下降，对认知功能减退的耻辱感或对记忆丧失的尴尬也可能使人离群索居。老年人若是行动不便，甚至是害怕外出时跌倒，都可能限制接触社会刺激的机会。

但我们可以肯定的是，人际关系与认知功能、大脑健康、身体健康、心理健康和情绪健康是密不可分的。社会支持可以缓冲慢性压力对大脑产生的负面影响，或许正因如此，才有利于认知功能。

社会因素之所以影响到认知结果，也可能是因为社交让人更可能做出有利于健康的行为。其中的道理在于，少了亲朋好友，我们很可能会忽视或放纵自己，以至于损害自己的健康，加大认知功能减退的风险。然而，越来越多的证据显示，社交是一种认知刺激，可以建立认知储备，从而改善认知结果。

脑力刺激

除了社交之外，认知储备还与参加脑力刺激活动或从事认知要求高的任务、职业或一个人的受教育程度有关。教育是成功提升认知水平最广泛、最一致的方式，甚至比药物或复杂的技术更有效。我在第一章中提过，随着全球老年人口增长，预计到2050年，罹患痴呆症的老年人人数会增长到1.32亿人。虽然也有早发性的，但痴呆症主要是老年人的疾病，所以按道理说，老年人口越多，痴呆症患者人数也就越多。

可是在美国和一些欧洲国家，与年龄相关的痴呆症风险近年来出现了可喜的下降趋势，这或许能缓和痴呆症患者人数随着老年人人数增长的趋势。近几个世代的人受教育程度上升，加上心血管疾病风险因素得到更广泛、更成功的治疗，都被视为痴呆症风险下降的关键。

投资教育，就像投资认知储备。这种投资的一个直接结果是，大脑发展出代偿神经回路，建立承受损伤的能力，从而延迟痴呆症病发，缩短接近人生终点时患上认知障碍的时间，就像导言中的杰克一样。回答下列问题，评估你的教育/职业档案。

自我测评：教育和职业

A. 正式教育

你总共接受了多少年的正式教育？_____

包括小学、中学和大学在内——不必是连续不断的。所以，如果你像我一样，以成人学生的身份上了大学，请把上大学的年限加上你年轻时上学的年限。

少于8年：得分 = 0

8年或以上：得分 = 1

正式教育得分_____

把你的得分填入本章社交和脑力活动（下）"大脑健康目标：社交和脑力活动"中的问题2a。

B. 正式学历

你的最高学历是什么？_____

例如博士、硕士、学士、大专、高中。

请在下表中圈出你的最高学历对应的得分。

水平/学历	得分
高级博士学位/第四级学位（例如博士）	20
获得硕士学位	18
大学毕业并获得学士学位	16
2年或以上的大专文凭	14
完成第二级毕业考试/高中毕业（例如高中学历、获得毕业考试证书或参加预科证书课程）	11
如果你退学而并未获得正式学历，你的得分是接受正式教育的实际年限	

正式学历得分_____

把你的得分填入本章社交和脑力活动（下）"大脑健康目标：社交和脑力活动"中的问题2b。

C. 职业生涯

目前

请说明你目前的就业情况。

☐ 退休

☐ 受雇用

☐ 自由职业

☐ 失业

☐ 长期患病或残疾

☐ 照顾家里或家人，或两者皆是

☐ 正在接受教育或培训

曾从事职业

回顾你成年的工作生涯，请在下表中说明你从事所列各类职业的年限。记录你从事每类职业的完整年限。如果你从未从事某类职业，请留空。

请说明你的工作主要是一个人工作（单独），还是会与别人合作及/或互动（社交）。

这些类别是人为划分的，不过可以大致说明你所从事职业的社交和脑力活动水平。如果你不确定，请选择与你所从事工作的脑力活动/知识水平要求最接近的类别。

把每个类别下的年限相加，你会得出工作总年限。

如果你从未工作，你的回答应该是0。

职业类别	年限	社交	单独
低技能或手工工作			
熟练手工工作			
熟练非手工工作			
专业性职业			
知识水平要求高或担任负责人的职位			
工作总年限			

把你在某个职业类别的工作年限，乘以下表中相应一栏的数字，然后把每个类别的得分相加，可得出职业生涯总分。

职业	年限	乘以	得分
低技能手工——主要是单独工作		1	
低技能手工——主要是需要社交的工作		1.25	
熟练手工——主要是单独工作		2	
熟练手工——主要是需要社交的工作		2.25	
熟练非手工——主要是单独工作		3	
熟练非手工——主要是需要社交的工作		3.25	
专业性职业		4	
知识水平要求高或担任负责人的职位		5	
职业生涯总分			

职业生涯总分_____

把你的得分填入本章社交和脑力活动（下）"大脑健康目标：社交和脑力活动"中的问题2c。

终身学习

教育投资的附带好处可能包括：从事更能刺激认知功能的职业，改善经济条件，做出更有利于健康的行为。鉴于教育与大脑健康息息相关，我们不仅应该在学校学习，还应该终身学习。终身学习对于大脑健康是至关重要的。教育、职业和脑力刺激活动有助于建立认知储备，产生保护性效果，可以把罹患痴呆症的风险降低接近一半。受教育年限更长的人，不仅患上痴呆症的风险较低，而且大脑重量更大，大脑储备也可能更高。

受教育年限与大脑神经退行性疾病或血管病变之间并无关系。教育并不能防止患上大脑神经退行性疾病和血管病变，不过，确实可以缓冲病变对痴呆症临床表现的影响。**教育并不能防止你的大脑患病，但可以减轻大脑疾病对认知功能的影响，十有八九是通过大脑和认知储备。**

投资休闲活动

阅读、兴趣爱好和艺术或创造性消遣活动也有助于防范认知功能减退。有一项相关研究探究了究竟在晚年从事刺激认知功能的休闲活动（读书、写作、填字游戏、桌上/纸牌游戏、讨论和听音乐），能否影响记忆力减退的轨迹。

在研究期间，488位受试者中，有101位患上了痴呆症。在患上痴呆症的人中，每多从事一天的休闲活动，就把记忆开始加速减退的时间延后两个月。从事刺激认知功能的休闲活动，似乎能够提升大脑韧性，让人在更长时间内应对或弥补阿尔茨海默病带来的大脑变化，延迟出现严重记忆丧失。

此外，这种积极效果与受教育程度无关。基本上，无论受试者是早早离开学校还是受教育程度高，都可以享受其中的好处。这一点意义尤为重大，毕竟，受教育程度低是罹患痴呆症的第二大风险因素，仅次于年龄。请填妥下面的表格，评估你的休闲活动。

自我测评：休闲活动

频率：请记下你从事所列活动的频率：每天 = 5，每周一两次 = 3，每个月一次或更少 = 1，很少或从未 = 0。

153

对于社交活动：如果你是跟其他人一起从事这项活动，请同时在"社交"一栏下填写频率得分。如果你是单独从事这项活动，请在"单独"一栏下填写频率得分。

对于脑力活动：如果这项活动可以给你带来挑战，请同时在"挑战"一栏下填写活动的频率得分。如果这项活动涉及学习，请同时在"学习"一栏下填写活动的频率得分。如果这项活动涉及做新鲜的事，请同时在"新鲜事物"一栏下填写活动的频率得分。如果这项活动并未涉及上述情况或者只涉及一部分，请在相应的地方留空。

休闲活动	频率	社交	单独	挑战	新鲜事物	学习
例子：阅读	5		5			5
例子：看电影	2	2				
看电影、看戏剧和听音乐会						
上课、听演讲或进修						
旅游						
从事园艺活动、在家里或车上工作						
为乐趣而读书/看杂志，包括在设备上看						
听音乐或收音机						
玩策略游戏或解决问题的游戏，例如纸牌、国际象棋、填字游戏、拼图和游戏（电脑/电子游戏）						
去酒吧						
外出就餐						
参加体育项目、活动或锻炼						
探访亲友或有亲友到访，可以是见面或打电话聊天						

休闲活动	频率	社交	单独	挑战	新鲜事物	学习
志愿活动						
创造性活动						
其他兴趣爱好						
参观博物馆、画廊、展览						
休闲活动总分						

你的得分意味着什么

频率：如果你有9项或以上的活动得了0分，你罹患痴呆症的风险可能更高，需要参加更多的休闲活动。如果你有6项或以上的休闲活动是至少每个月参加一次，你罹患痴呆症的风险较低。

把你在"挑战""学习"和"新鲜事物"中的总分填入本章社交和脑力活动（下）"大脑健康目标：社交和脑力活动"中的问题1。

把你在"社交"和"单独"中的总分填入本章第二节"大脑健康目标：社交和脑力活动"中的问题5。

挑战、新鲜事物和学习

虽然日常休闲活动显然是有益的，但通过挑战自己、学习和体验新鲜事物，你可以大大促进大脑健康。挑战自己的大脑，可以刺激神经元之间的联结，从根本上促进神经可塑性。这可能有助于对抗心智功能（例如记忆）减退，也可能提供一定保护——不仅防范晚年发生的痴呆症等疾病，还可以防范20多岁的年轻人也会患上的多发性硬化等疾病。

155

你的大脑具有可塑性，随着你学习和创造新记忆，是可以弯曲和重塑的，可是，要有效进行重组，神经元网络需要接受挑战。推动自己成长，做一些舒适区以外的事情，勇于接受挑战，这会改变你大脑的化学作用，对自己的心情和大脑功能产生积极影响。

奖　赏

在你的脑额叶，神经递质多巴胺会促进来自其他脑区的信息流动。有意外的好事发生时，大脑的多巴胺神经元会被激活。成功应对挑战带来的满足感会让你释放多巴胺，让你感觉良好，更积极，更少出现抑郁。我们在期待或收获奖赏（例如食品或音乐）或者克服挑战时，会释放多巴胺。多巴胺也会告诉你的大脑，无论你当时有何体验，都值得体验更多，因此，可以帮助你改变行为，收获更多有意义的体验，实现你的大脑健康目标。

新鲜事物

多巴胺系统对新鲜事物和不可预测的奖赏反应最为强烈。你的大脑喜欢规律性和可预测性，但矛盾的是，对可预测性的需要会促使你的大脑寻求新鲜事物。你的大脑掌握环境中的信息越多，就越能够比较体验，预测出现某些结果的概率。从新奇事件中获得奖赏，可以让你更好地从环境中获取洞见。新鲜事物还可以让你的大脑释放正肾上腺素，有助于形成新的大脑联结。新鲜事物（体验新事物、新人和新情境）是神经可塑性的关键元素。

当你调动大脑，从事刺激脑力的活动，你就在增强突触。为了有益大脑，你需要不断挑战自己。常规活动并不能挑战你的大脑，你需要推动自己更上一层楼，尝试或学习新事物。

学习：大脑创变者

学习就像改变大脑的强效药，会生成新的脑细胞，丰富脑网络，打开新的通道，让你的大脑可以绕过损伤。终身学习会产生一系列积极效果，包括降低社交孤立的风险，增加社交和脑力活动，改善生活质量和提升幸福感。

终身学习也有利于你的大脑健康，降低你罹患痴呆症的风险，增加你在晚年维持独立生活能力的机会。人脑是很适合学习和改变的，我们可以适应持续变化的世界。**你今天做不到的事，或许明天可以做到，这是大脑赋予你的能力。**学习不是年轻人的专利。每个人都需要学习。

学习是为了谋生，更是为了生活，学习是一辈子的事情。

> **不假思索**：新鲜事物是神经可塑性的关键元素。在生活中为新人和新体验留出空间。

损害大脑：若是缺少了社交和脑力刺激活动，你的大脑会怎样

随着年龄增长，大脑"不用即废"。忽视社交和脑力活动，会导致疏于用脑，引起认知功能萎缩。大脑闲置的分支会被"修剪"，而经常

使用的联结会增强。这是一个自然的过程，但随着你年龄的增长，荒废的神经元会受损和死亡。

如果你试过背诵著名的演讲稿、简报或长诗，你就知道这是棘手的任务。从某种意义上说，这就像从枝叶横生的灌木丛中走出一条新路。起初是艰难的，但只要反复使用，走多了，路也就走出来了。最终，你会形成难以磨灭的记忆，就像一条穿过荆棘的路一样。

如果你成为一项技能的专家，无论是说唱、韵律、音乐、舞蹈还是设计，你大脑的全部脑区都可能重塑。有些变化可能耗时多年，但也有些变化可能很快发生。如果你蒙上眼睛，在短短两小时内，额外的触觉信号就会改路，改为经由通常负责视觉的脑区传递。最终，那个脑区的一大部分可能转换功能。大脑不会允许脑区"休耕"——盲人会把大脑的视觉部门用作听觉。

改路、再利用和重设线路

改路是受损大脑的关键策略。有时候，神经元不会努力修复破损的网络，而是绕过阻断的地方，凑合使用现有的资源，改出一条新的神经回路。如果你穿过灌木丛时，发现走惯的路中间出现了一块巨石，你是会努力把巨石挪走呢，还是开一条新路，绕过巨石，到达最终的目的地呢？

在动物研究中，我们发现受损脑区旁边的脑细胞会产生新的功能和形状，接管受损的邻居扮演的角色。这对中风后脑损伤、正在康复的患者来说，或者因多发性硬化等疾病而失去了功能的患者来说，有着重要意义。例如，如果一个人由于脑损伤或中风而做不出某个动作，而又不去练习这个动作，受损的脑细胞和周围的组织会缺乏刺激，可能就会死亡。我们现在知道，患者若是在适当的时候进行适当的练习和训练，大脑有很大的代偿和恢复余地。这给患者带来了希望，也需要付出辛勤努力。

社会压力的代价

你的大脑和身体通过互动的生化和神经调控回路，是完全融合在一起的，这些回路包括免疫、激素和神经成分。你平时在日常生活中做你自己的时候，大脑和身体合作，会产生生理运作。这些生理运作只能在你所在环境的语境下被理解，包括你相互作用的实体和社会环境。社会和生理是密不可分的。

无论外界环境在发生什么事，无论你的外部环境是热是冷，是危机重重还是风平浪静，你都需要在整个身体和大脑中以及每个细胞内维持稳定的内部环境。你大脑中的下丘脑负责在整个系统内维持最佳状态（体内平衡），这对于你的健康和生存是至关重要的。但每当你的身体回应压力源（例如严寒、疾病或惊惧），要恢复体内平衡，做出这一调整是要付出生理代价的。不像在健身房里举重这种身体压力最终可以锻炼肌肉、增强骨骼，持续的社会压力（例如持久的社交孤立和慢性孤独）会加大整个身体和大脑的损耗。

孤立和孤独

我们倾向于主要与同龄人一起从事社交活动，这会妨碍我们充分享受社交带来的好处。部分原因在于（话是难听了点），如果我们只跟同龄人社交，到了晚年，老朋友一个个过世，我们的社交圈也就越来越窄。

当然，与同龄人社交也是有好处的，我们的生活有共同的参照，处于相同的人生阶段，但我们也需要有意识地找机会丰富社交圈子，跟比自己年轻或者年长的人打交道，唯有如此，我们整个社会才会融合，我们自己才能继续享受到在生命所有阶段融入社会的好处。

较少参与社会活动和接触社会，孤独感更强的人，罹患痴呆症的风险更高。从全局来看，与孤独和社交孤立相关的风险，跟阿尔茨海默病的一些众所周知的风险因素大致相当，包括缺乏身体锻炼、受教育程度较低、中年高血压、2型糖尿病、吸烟和抑郁症。

孤独年轻人的健康行为（包括锻炼和饮食习惯）并不比融入社会的同龄人差。可是，随着时间推移，这一点会发生变化。人到中年，孤独人士的健康习惯变得更差。比起社交满足感强的老年人，孤独老年人锻炼身体的可能性较低。此外，比起社交满足感强的老年人，孤独老年人每天锻炼的时间也较少。比起社交满足感强的老年人，孤独老年人每天摄取脂肪占卡路里总量比例较高的可能性也更大。

孤单和孤独不是一回事

美国哲学家保罗·田立克（Paul Tillich）说过，我们创造了"孤独"一词，用来表达身处孤单的痛苦；同时创造了"独处"一词，用以表达独自一人的荣耀。孤独和孤单不是一回事。我们可以孤单但不孤独。在社交满足感上，每个人都有不同的需要。

孤独感和社交孤立是因人而异的，未必与人际网络的大小直接挂钩。有些人需要经常和其他人接触，经常进行社交互动，需要很大的社交圈；也有些人只要每个月有两三次跟一两个人进行深入而有意义的社交互动，就已经获得了社交满足感。

当我们的需要与社会关系的质量和数量之间出现落差，就出现了孤独感。即使跟其他人在一起，我们也有可能感到孤独，觉得和周围的人格格不入，被人孤立。与亲戚朋友在一起，并不能自动满足我们对社会亲密感的需要。

如果你感到孤独，这是人性使然。有些人更容易产生孤独感，而大多数人在一生中或多或少都会感到孤独。人们产生孤独感的时刻通常包括：第一次上大学；初为人母；刚离婚或退休；丧亲或照顾患上痴呆症的配偶；独居；失业；甚至是在家工作。

孤独感让我们较少运用社交技巧，久而久之，我们的社交技巧会由于生疏而减退，所以可能给人留下不善社交的印象。但我们不是因为不善社交才变得孤独；恰恰相反，我们是因为社交孤立和孤独才变得不善社交。下面的问卷调查评估了你的孤独感。

自我测评：孤独感

回答下列问题时，记住答案并无对错之分，请按照自己的真实情况作答。回答时，最好考虑你目前生活的一般情况（我们都有一切顺心如意和诸事不顺的日子）。

	很少	有时	经常
你有多少时候觉得自己缺少同伴的陪伴？			
你有多少时候觉得自己被人遗忘？			
你有多少时候觉得自己被其他人孤立？			

对所有问题的回答得分标准如下：

很少	有时	经常
1	2	3

你的得分意味着什么

把所有问题的得分加总，得分范围介于3—9分。

3—5分一般被视为不孤独。

6—9分一般被视为孤独。

把你的得分填入本章社交和脑力活动（下）"大脑健康目标：社交和脑力活动"中的问题4。

我们为什么会感到孤独

我们之所以会进化出与孤独相关的身体感受，是因为这有利于人类生存。孤独是痛苦的体验。我们使用"痛苦"这个词来描述各种不愉快的感官和情绪体验。痛苦信息会传递到中枢神经系统。痛苦是我们无法忽视的信号，叫我们马上摆脱当时的情况。先天性无痛症患者很容易受伤，往往会英年早逝。人类进化出身体痛苦，是为了保护我们免受人身危险；而进化出孤独这种不愉快的社会痛苦，则是为了保护我们免受孤立的危险。孤独是一种不愉快的感觉，我们会努力避免。

人进化出了多种生物机制，以利用心理学家所称的"厌恶信号"，激励我们做出对生存必不可少的行为。例如，低血糖会触发饥饿的身体感受，激励我们进食，而口渴的身体感受会激励我们喝水。小小的孤独感是适应性的，会促使我们寻求与社会接触；但如果我们忽略这个信号，孤独感可能会变成慢性的，对我们的整体健康和大脑健康构成严重威胁。

孤独是杀手

社交孤立（尤其是感知到的孤立）会影响到大脑、生理应激反应、睡眠、血压、炎症过程和免疫系统，从而不利于健康。孤独、独居或社交孤立的人早逝的风险更大。这很可能是由于社交缺失对疾病产生影响，最终导致死亡。

人类是社会物种，这有其好处（保护和协助），也要付出代价（感染的风险，需要竞争食物和配偶）。从进化的角度来说，与社会群体隔离可能是危险的做法，容易受到捕食者的袭击。孤独感是一种生物警报，给你敲响警钟，激励我们采取行动，避免孤立。

然而，我们感觉到社交孤立时，大脑也会切换到自我保护模式。大脑会发生变化，我们会对危险更加警惕，更加不信任，对别人的同理心降低。讽刺的是，这会让我们更有可能把自己孤立起来。如果孤独感持续，久而久之，我们的社交能力会荒废。

长期的孤独可能成为慢性压力源，使大脑恐惧中心（杏仁核）的活动和神经联结数量增加，让我们更加警惕，处于高度自我保护模式。

163

孤独感不仅会让你不快乐，还会让你感觉不安全，干扰睡眠，而这会对健康和幸福感产生连锁效应。

在交感神经系统[①]内，皮质醇的释放和"战斗或逃跑反应"也可能过度刺激炎症反应，抑制我们的免疫反应。压力也可能对免疫系统产生间接影响，例如，有的人会靠喝酒或吸烟来排遣孤独感。慢性压力也可能导致前额皮层萎缩，而前额皮层在调控社会行为方面扮演着重要角色，让我们产生同理心，理解这个世界。孤独感也会导致睡眠质量差和高血压，这都会影响到认知功能，加大我们罹患痴呆症的风险。

孤独是一个严重的问题，深深根植于我们的生物学构造和社会环境。我们需要明白，大脑的一些自动和无意识反应可能会左右我们对这个世界的看法，让我们失去同理心，误以为存在威胁。

选择与人交心

但我们同样要记住的是，虽然其中一些反应是自动自发和无意识的，我们还是有一些认知控制能力。我们可以做出选择，可以有意识地采取行动，定期参与更多社交活动。如果看见其他人变得孤立，我们需要伸出援手，让他们重新融入社会，同时明白他们的大脑发生了变化，让他们对社交产生恐惧，同理心下降，可能不善社交。

不假思索：大脑不用即废。我们要积极参与社交互动和脑力刺激活动。

---

① 交感神经系统：自主神经系统的一部分。见上文"自主神经系统"的释义。——作者注

总　结

•　当我们过着融入社会的生活，经常与其他人打交道，我们的认知功能减退较为缓慢。社会纽带较多的人，患上痴呆症或认知障碍的可能性较低。

•　社交互动为大脑带来结构性和功能性可塑性变化。

•　与其他人的互动塑造着我们的神经回路，而这些神经回路支撑着我们的社会行为。

•　社交活跃的生活方式和刺激性的环境可以促进新神经元生长，令突触密度增加。

•　社交活动会加大脑容量，让我们更有效地使用脑网络。

•　社交可能是一种认知刺激，可以建立认知储备，从而促进积极的认知结果。

•　教育是成功提升认知水平最广泛、最一致的方式，甚至比药物或复杂的技术更有效。

•　教育并不能防止你的大脑患病，但可以减轻疾病对认知功能的影响。

•　调动大脑，进行刺激认知功能的休闲活动，似乎能够让你在更长时间内应对阿尔茨海默病带来的大脑变化，延迟出现记忆丧失。

•　挑战你的大脑，可促进神经可塑性。

•　新鲜事物（体验新事物、新人和新情境）是神经可塑性的关键元素。

•　终身学习可降低社交孤立的风险。

· 学习就像改变大脑的强效药，会生成新的脑细胞，丰富脑网络，打开新的通道，让大脑可以绕过损伤。

· 大脑不用即废。随着你年龄的增长，荒废的神经元会受损和死亡。

· 持续的社会压力（例如持久的社交孤立和慢性孤独）会加大整个身体的损耗。

· 与孤独和社交孤立相关的痴呆症风险，跟阿尔茨海默病的一些众所周知的风险因素大致相当，包括缺乏身体锻炼、受教育程度较低、中年高血压、2型糖尿病、吸烟和抑郁症。

· 孤独感会让你感觉不安全。

· 孤独是杀手。

· 如果你感到孤独，这是人性使然。

· 虽然与孤独和社交孤立相关的一些反应是自动自发和无意识的，我们还是有一些认知控制能力。我们可以调动皮质，选择融入社会。

多社交、多动脑的10个实用贴士

目标是找到符合你个人需要的社交活动水平，既足以刺激你的大脑，又不会负荷过重。什么才是有益的脑力刺激活动，也是因人而异的。关键是根据你目前的状况，迎接挑战、接触新鲜事物和学习。专注于朝着长远目标，一步一个脚印地前进；实现可达成的小目标，可以带来成就感，让你有动力继续学习，挑战自己。确保你与之打交道的人会让你感觉良好，选择自己喜欢的活动，设定对自己有意义的目标。

多社交、多动脑的10个实用贴士

1. 做志愿活动

2. 懂得取舍

3. 培养充满活力而又多元化的社交圈

4. 上网主动联系

5. 从小事做起

6. 乐于尝试新鲜事物

7. 热爱学习

8. 拥抱教育

9. 创造挑战

10. 多管齐下

1. 做志愿活动

做志愿活动，可以帮助你多社交、多进行社交互动，采取刺激认知功能的生活方式。做志愿活动也可以帮助你延长寿命，促进大脑健康。比起不做志愿活动的人，做志愿活动的人更快乐，患抑郁症的概率更低，也更健康。

在无家可归者或动物庇护所、慈善机构、当地社区团体或体育俱乐部做志愿活动，都是不错的选择。如果你已经有一段时间没有社会联系，寒暄一下，聊聊天气、比赛、动物或汤水，都可以让你的心情平静下来，有助于你大脑的化学作用发生积极的变化，抛开恐惧，让你有安全的机会练习生疏的社交技巧。

2. 懂得取舍

在找机会增加社交互动时，专注于你喜欢做、享受做的事。这会让你更有可能与志同道合的人交好。质量是很重要的——谨慎选择与之交往的人，懂得取舍。你的人际关系应该是愉快的，对你来说有意义的。

并非所有社会关系都是积极的，你可不希望有不良的社会关系给你带来太大压力，损害你的大脑健康。有的社会纽带不会为你提供正向支持，反而会妨碍你改进健康行为和结果。警惕不良健康行为产生的"社会感染"，例如，如果你有肥胖的配偶或朋友，你自己肥胖的风险也更高；而如果你有爱冒险的朋友，你可能会喝更多的酒。

你的生命中应该至少有一位值得信赖而又可靠的知己，你可以经常跟他/她倾吐心事。对许多人来说，这位知己是从小认识的人，又或者可以是配偶或终身伴侣。不幸的是，人到晚年，我们可能会由于对方健康欠佳或过世而失去这样的知己，因此，或许值得考虑培养其他关系。虽然你心目中那个特别的人是无可取代的，可是，有值得信赖的人聆听你的心事，为你提供支持，还是非常重要的。

3. 培养充满活力而又多元化的社交圈

我们的社会一代比一代忙，现代人每天忙忙碌碌，我们可能会以为社交是一种奢侈品，只能放到待办事项清单的最后一项。在看完本章后，我希望你会意识到，社交互动对于大脑健康是十分重要的，必须纳入你的生活。

　　努力培养由家人、朋友、邻居或同事组成的社交圈，定期和他们交流想法、构思、担忧、计划、希望和梦想。把吃饭当成分享的场合，回家和家人一起吃个饭、聊聊天，在提供午餐服务的当地社区中心跟人打交道，或者与朋友共享午餐或晚餐。

　　参加兴趣小组、俱乐部、社区团体，参加一些课程，都是很好的方法，可以认识各个年龄段的人。找机会与不同年龄段的人打交道和做朋友。聊天时，检查自己是否存在偏见，抛开偏见，抱着开放的态度，愿意去深入了解一个人，而不只是看到对方的年龄。

4. 上网主动联系

　　上网有助于减少孤独感，加强与社会的联系，感受到更多社会支持。如果亲朋好友不在身边，你可以上网，通过电邮、信息、网上社交网络和Skype保持联系。你也可以使用数字技术，拓展自己的人际网络，或者重拾与老朋友的情谊。

　　为了应对社交孤立和孤独感，上网主动联系之后，最好改为线下互动，而不是取代面对面的交流，这样社交网络才会发挥最大的作用。然而，研究显示，参与网上社区的老年人可以获得智力刺激和情绪支持，从中受益。网上社交互动或许有助于补偿失去的关系，提供免受压力的私人空间。

5. 从小事做起

　　如果你或你的爱人目前感觉到社交孤立，或者孤独感持续，最好慢慢来克服，别着急。先在社交的池边伸脚探一下水，保证安全，而不是一下子跳进池里。由于你感知到的威胁较高，你需要在安全的环境下多试试看。你要认识到，你大脑中超级警觉的过程，可能使你看见其实不存在的威胁，也可能一开始难以从别人的角度出发看待问题。

转换你看待问题的角度，多看看别人的优点，而不是光盯着别人的缺点。这需要时间，但如果你的第一反应是看到社交互动不好的地方，请抽出一点时间，质疑自己的反应，看一下能否改为从积极的角度看待。给自己一点耐心，给大脑一点耐心。实际一点，你需要时间重新训练自己的大脑，尤其是如果你长期处于孤独的状态。

从小事做起——帮人扶一下门，或者跟别人相视一笑。跟邻居或当地店铺或超市的人点点头、挥挥手或者问个好。

如果你或你的爱人行动或交通不便，有安全或其他问题，不能或难以参与社交活动，可以考虑在网上社区跟人建立联系，或者联系当地社区团体或友伴服务机构。当地社会服务或主要医疗保健中心或许能帮助你与这些机构或社区团体建立联系。

6. 乐于尝试新鲜事物

接纳生活的变化，本身也是一项挑战，但如果你能设法做到，大脑会受益匪浅。如果你总是选择走轻松的路，生活就会一成不变，大脑也无法为未来的挑战做好准备。你也可能变得无聊、情感淡漠和抑郁。发挥你的创意，多做尝试，有许多简单的方法可以在生活中接触新鲜事物，下列清单只是给你一个启发。

- 听你从未听过的音乐。
- 看你通常不会看的报纸板块，或者开始看你不熟悉类型的书。

- 听不同的电台。

- 抽时间看一下你不了解的文化或新鲜的观点。

- 提升你的兴趣爱好：从快速的填字游戏改为线索隐晦的填字游戏，按照更复杂的菜单做菜或烘焙，学习新的木工技巧，在你的私人曲库加入新歌⋯⋯

- 尝试新的餐厅，或者在你最喜爱的餐厅点不同的餐点——最好是你从未尝过的食物。

- 改变上班的步行路线，改变慢跑路线。学习新的体育项目，或者尝试新的技巧。

- 去新的地方，找机会认识新人，在你所在的城市做导游。

7. 热爱学习

小时候，我们充满了好奇心。我们会问问题，如果答案满足不了我们的好奇心，我们还会刨根究底。我们运用所有感官与这个世界互动，我们自己会努力找出问题的答案。看见新事物，我们就想去尝试一下。不幸的是，对许多人来说，在死记硬背、应付测验和考试之中，我们失去了发现的喜悦。因此，我们经常把学习与消极情绪联系起来，例如不愉快的压力、失败甚至无聊。即使学业有成，我们的满足感也是来源于考试分数、学历、奖励或晋升这些奖赏，而不是学习的喜悦。

如果你已经忘了学习的真正喜悦，那么，或许是时候重新燃起好奇心。列一份你总是为之神往的事物清单，答应自己去了解更多。对周围的世界保持好奇心。试着从幼童或外星人的角度观察这个世界。给自己一点时间，思考事物的原理是怎样的，质疑我们现有的做事方法。向自己、向别人、向谷歌大神提问。为日常事物发出惊叹。不要愤世嫉俗地耸耸肩，觉得"无所谓"或"管他呢"。检验假设。

不要把自己的世界局限在熟悉的事物上，给自己机会接触陌生的事物，发展多样的兴趣爱好。不要假设自己的观点或世界观是正确的，而是要质疑和完善自己的观点或世界观。对其他观点、世界观、文化等满怀好奇，让自己对这个世界和周围的人充满好奇心，用惊奇的眼光看人、看世界。

8. 拥抱教育

对自己许下终身学习的承诺。学习可以是正式或非正式的，线上或线下的，为了实现自我价值或职业晋升，这些都行。学习你感兴趣的事、喜欢做的事、乐在其中的事，你成功的概率会更高。从我自己的角度来说，我建议参加正式的进修。我明白，出于财务或时间方面的限制，大多数人都不太可能回到学校，接受全日制教育，但我们有许多选择可以探索，而其中很多是完全免费的。

从各种资料来源，可以获得数以百计免费的大型开放式网络课程（MOOCs），课程能满足许多不同品位和兴趣的人士需求。你可以学习语言、文学、政治、商业、文化、科学、心理学、自然、历史、创意艺术、科技、编码等，不一而足。许多大型开放式网络课程是社交学习平台，这意味着学生可以通过对话进行学习，通过网络论坛彼此交流或与教师沟通。网络课程所需的时间通常不多（每周两三个小时），形式多样（视频、文字、测验等）。

无论你是阅读一个感兴趣的话题，上夜校，加入读书会或历史学会，还是攻读学位，最重要的是，你要许下终身学习的承诺。

9. 创造挑战

给自己设定挑战的关键是，你应该尽力才能做到，但也不要把自己逼得太紧。你应该走出舒适区，但也不要走远了，这是因人而异的。选择自己喜欢做的事，或者努力实现自己想要实现的目标，你就更有可能取得成功。你可以选择一项新活动，挑战自己的思维方式。

如果你已经在从事刺激认知功能的活动，何不更上一层楼呢？如果你演奏乐器，可以去挑战自己演奏复杂的新曲目，突破自己音乐能力的界限，报名参加表演，或者考虑学习另一种乐器。类似的原则，你可以运用到任何技能、艺术、创造活动、体育运动、兴趣爱好、休闲活动或智力活动上。

目前，坊间兴起了大脑训练游戏的热潮。值得一提的是，科学界最近就大脑训练行业发表了一致声明，表示虽然在统计上，一些训练大幅提升了实践技能，但业界为推广大脑游戏所做的宣传往往夸大其词，有时是误导人的。这并不是说这些游戏日后也不会证明有效，可是就目前来说，我们应该承认，在这方面还需要做更多研究，研究成果需要经过对产品并无财务利益的独立研究人员的重复。

只要是需要动脑的新体验，都很可能为神经系统带来变化，为学习掌握这项新技能提供支持。因此，电脑游戏会带来变化，但只要是刺激脑力的新鲜活动，其实都可以达到这种效果，例如学习新语言、学习玩杂耍、学习演奏新乐器，或者休假时在一座新城镇里找路。科学界一致发表的报告跟我的想法是一样的：在同一段时间里，你玩了游戏，就等于没有从事其他有利于身体、心理和大脑健康的活动，例如社交、锻炼和读书。

10. 多管齐下

何不选择你可以跟别人一起学习或者涉及社交互动的兴趣爱好或技能呢？加入合唱团或读书会，不仅可以刺激你的大脑，还会为你的心理健康带来额外的好处。加入一个团体或跟伙伴一起参加活动，不仅乐趣更多，而且有助于让你保持动力。考虑挑战自己，学习一项新的运动，学习会刺激你的大脑。如果你参加的是团体运动，你还会享受到额外的社交好处。除此之外，锻炼身体有利于你的大脑健康和心脏健康。

在下一章中，你会进一步了解到为什么爱护心脏健康对大脑健康是至关重要的。

·· 社交和脑力活动 ··

（下）

目标 — 行动计划 — 个人档案

为社交和脑力活动设定目标，制订行动计划，建立自己的个人档案。

大脑健康目标：社交和脑力活动

回答下列问题，可以帮助你设定社交和脑力活动目标，促进大脑健康。

问题1：休闲活动

根据你在"自我测评：休闲活动"中的总分

挑战得分_____　　学习得分_____　　新鲜事物得分_____

脑力刺激活动并没有什么分数线或者每日建议水平。但我们知道，如果你从事的休闲活动可以为你带来挑战，涉及学习和接触新体验的机会，就会有利于你的大脑。

回顾一下第154—155页**"自我测评：休闲活动"**表格，看你能否利用休闲时间，更好地为大脑带来益处。考虑更经常地参加活动，或者参加清单上你很少或从未参加的新活动。

脑力活动目标1：休闲活动

我想参加更多休闲活动：是 □　　　否 □

我想在休闲活动中纳入

更多挑战：是 □　　　否 □

更多新鲜事物：是 □　　　否 □

更多学习：是 □　　　否 □

无需采取行动：我对自己进行休闲活动的数量感到满意 □

我进行的休闲活动可以为我带来挑战 □

我在休闲时间经常会有新体验 □

我在休闲时间会不断学习 □

问题2：教育和职业

根据你的"自我测评：教育和职业"A节（正式教育）、B节（正式学历）和C节（职业生涯），回答下列问题。

a）正式教育得分＿＿＿＿＿＿

b）正式学历得分＿＿＿＿＿＿

c）职业生涯得分＿＿＿＿＿＿

脑力活动目标2：教育和职业

我想接受正式教育：是 □　　否 □

我想接受非正式教育：是 □　　否 □

我想在休闲时间上课或上培训课程：是 □　　　否 □

我想在工作单位上课或上培训课程：是 □　　　否 □

我想花更多时间接受教育：是 □　　否 □

无需采取行动：我对自己的受教育程度感到满意

是 □　　否 □

问题3：社会联系感

根据你在"自我测评：社会联系感"中的得分，回答下列问题。

我的社会联系感得分是：低 □　　中 □　　高 □

社交目标3

我想提升自己的社会联系感：是 □　　否 □

无需采取行动：我对自己的社会联系感感到满意 □

问题4：孤独

根据你在"自我测评：孤独感"中的得分，回答下列问题。

我：孤独 □　　不孤独 □

我觉得这个得分准确反映了我的感觉：是 □　　否 □

社交目标4

我想改变自己的孤独感：是 □　　否 □

无需采取行动：我不觉得孤独 □

问题5：在社交和独处之间保持平衡

根据"自我测评：休闲活动"，回答下列问题。

a）我的休闲活动（社交）得分＿＿＿＿＿＿

b）我的休闲活动（单独）得分_____

这里的目标是在社交和独处的活动之间保持良好的平衡。

脑力活动目标5

我希望自己的休闲活动涉及更多：

社交：是 ☐ 　　 否 ☐

单独一个人的休闲活动：是 ☐ 　　 否 ☐

无需采取行动，我对此感到满意：

我进行休闲活动的社交水平 ☐

我单独进行休闲活动的水平 ☐

利用你的"社交目标"和"脑力活动目标"中的信息，填妥下列表格，这可以帮助你描绘出目前的健康习惯，为需要改正的社交和脑力活动习惯排列优先次序。请勾选适用的方框，然后在下一页的"大脑健康行动计划表"中填写需要改正的项目。

	健康	需要改正	优先次序*
挑战我脑力的活动			
涉及新体验的活动			
涉及学习的活动			
社交活动			
单独进行的活动			
社会联系感			

	健康	需要改正	优先次序*
孤独感			
其他			

* 高、中或低。

大脑健康行动计划表：社交和脑力活动

在下表中的"大脑健康行动"一栏，填写你需要改正的社交和脑力活动习惯。请说明有关行动是可以在短期内相对轻松达成的（速效），还是需要更多时间和精力才能达成的（长期）。你刚看过的10个贴士，应该可以帮助你把每一项行动分解为切实可行的步骤。请按照你想要处理的顺序，排列行动的优先次序（1 = 最先处理）。你会在本书末尾找到填妥的样本。

大脑健康行动	次序	步骤	速效	长期

个人档案：社交和脑力活动

....

　　使用你在"大脑健康目标：社交和脑力活动"一节中的得分作为指引，填妥下列表格。说明你的得分是属于健康、介于两者之间还是不健康。由此出发，你可以判断你目前的行为模式是有利于大脑健康的资产，还是可能损害大脑健康，使你容易在晚年罹患痴呆症的风险。最后，说明你想要改正、改进或维持的方面，排列优先次序，加入你的大脑健康计划（见第九章）。

方面	健康	介于两者之间	不健康	资产	风险	维持	改进	改正	优先次序
休闲活动									
教育									
职业									
社会联系感									
孤独感									
在社交和独处之间保持平衡									
合计									

年轻大脑100天（第15—16天）

....

计划第15—16天：多社交，多动脑

　　本周没有日志要写，你只要用这两天时间，填妥本章的自我测评，

查看当地和网上你感兴趣的活动或课程。制订计划时，请记住，走出舒适区是好事。

现在，你清楚了解自己目前的社交和脑力活动模式、个人目标，以及为了促进大脑健康所需采取的行动。你会把社交/脑力活动档案与在完成这个计划的过程中会建立的其他档案结合起来，建立你的大脑整体健康档案（见第九章）。你还会选择至少一项社交/脑力活动，加入你的大脑整体健康计划。

100天日记

你可以在本书末尾的"100天日记"中，记录你为了实现计划目标所采取的步骤。例如：

- 我今晚与家人共享晚餐。
- 我购物排队结账时，跟另一位顾客聊天。
- 我查找了在当地参加志愿活动的机会。
- 我今天看了平时不看的一个报纸板块。
- 我今天开始看一本在慈善商店买的经典小说。
- 我今天听了科学播客。
- 我今天在网上了解阿兹特克文化/为什么星星会闪烁。

你还可以在"100天日记"中记录你的健康习惯，予以庆祝。

第六章

爱护心脏

　　你的心脏健康和大脑健康是息息相关的——爱护心脏，你的大脑也会受益。你选择的生活方式可以在很大程度上左右心脏健康。

　　积极监测和管理健康是十分重要的，因此，你要定期量血压、测血糖和胆固醇水平，你需要健康饮食，维持健康的体重。

身体是我们的花园，意志力是
园丁。

——威廉·莎士比亚
（William Shakespeare）

· · 心 脏 · ·

（上）

在生活中，你是一个理性的人（由脑决定），还是一个感性的人（由
心主宰）呢？你的心脏健康和大脑健康是息息相关的——爱护心脏，你
的大脑也会受益。在过去25年里，心血管疾病风险因素剧增，包括糖
尿病、高血压和肥胖。这些风险因素通常在中年出现，是由于不健康
的生活选择所致，例如吸烟、缺乏身体锻炼和高糖高盐饮食（主要是
由于加工食品或快餐）。这些因素也会加大痴呆症的风险。

可喜的是，近年来，对心血管疾病风险因素（包括高血压、高胆
固醇和高血糖）的治疗和控制大幅改善，提高了人们的心脏健康水平，
也产生了连锁效应，让我们的大脑更加健康。这些改善降低了心脏病
的发生率，连同教育水平的提高，也有助于近年来与年龄相关的痴呆
症风险下降的趋势。

本章介绍了许多实用贴士和测评，帮助你更清晰地了解自己目前的心脏健康和风险因素。饮食日志会帮助你做出调整，改变你的心脏健康，促进大脑健康。

你会建立个人心脏档案，设定目标，制订心脏行动计划（见本章第二节）。但我们先来探讨一下神经科学，了解你的心脏健康和大脑健康是怎样息息相关的，如果这段关系破裂会怎样。爱护心脏，你的大脑也会受益。请看下去，是时候给你的心脏一点关爱了。

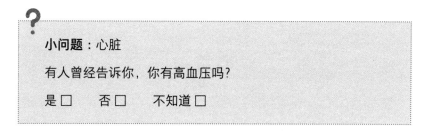

小问题：心脏

有人曾经告诉你，你有高血压吗？

是□　　否□　　不知道□

有益大脑：心脏和大脑健康有何关系

大脑是人体最消耗能量的器官。血液把能量输送到你的大脑。你的心每跳一下，血液就会通过丰富的血管网络，把对大脑健康和生存至关重要的氧气和营养素输送到你的大脑。如果这个血管系统受损，就会对你和你的大脑产生灾难性影响。在美国和英国每年的死亡人数中，四分之一是心脏病致死的——这是相当令人震惊的数字，毕竟，90%的心血管疾病是可预防的。论及大脑健康，心血管疾病风险不仅与心脏病和死亡密切相关，还与认知障碍和痴呆症密切相关。事实上，大约三分之一的痴呆症患者是血管性痴呆。

你的大脑要保持高效和有效运作，在很大程度上依赖你的心脏和血管系统。大脑萎缩（消耗）与心血管疾病、肥胖和糖尿病密切相关。做出不健康的选择，可能导致血管收窄，久而久之，你的身体和大脑会出现动脉硬化。一旦脂肪状的炎斑在动脉积累或者动脉硬化，不仅会引起心脏病，还会妨碍向脑细胞供应富含氧气的血液。如果氧气和营养素供应不足，会导致大脑机能障碍，认知功能恶化。如果大脑突然缺氧，会导致中风发生。中风除了会立即损害大脑功能之外，三分之一的中风幸存者还会患上痴呆症，所以"了解你的血压"是很重要的。完成下面的自我测评，会帮助你做到这一点。

自我测评：心脏健康

血　压

记录你的血压＿＿＿＿＿／＿＿＿＿＿

不知道 □

如果你不知道自己的血压，本周到医生或当地药剂师那里量一下。许多药剂师现在都会提供免费服务。

如果曾经有医护人员告诉你，你有高血压，你是怎样管理自己的血压的？＿＿＿＿＿＿

把你的体检结果填入本章心脏（下）"大脑健康目标：心脏"中的问题1。

胆固醇

是否曾经有医生告诉你，你的胆固醇水平异常或不健康？

是 ☐　　否 ☐

如果是，你是怎样管理胆固醇的？_____

记录你的胆固醇/高密度脂蛋白（HDL）比率_____

不知道 ☐

把你的体检结果填入本章心脏（下）"大脑健康目标：心脏"中的问题2。

糖尿病和血糖

如果曾经有医生告诉你，你患有以下疾病，请勾选适用的方框：

2型糖尿病 ☐　　　1型糖尿病 ☐　　　任何其他类型的糖尿病 ☐

糖尿病前期（代谢症候群）☐

是否曾经有医生告诉你，你的血糖水平异常或不健康？

是 ☐　　否 ☐

如果是，你是怎样管理血糖水平的？_____

把你的体检结果填入本章心脏（下）"大脑健康目标：心脏"中的问题3。

自20世纪90年代以来，随着功能性磁共振成像（fMRI）技术的发展，我们对大脑功能的了解突飞猛进。这种无创性脑成像技术为我们提供了前所未有的机会，了解人脑内部运作的细节。只有通过你头颅中数以十亿计的脑细胞的电和化学信号，你每一个想法、感觉和行动才成为可能。当你扭动大脚趾，产生那个动作的脑区的脑电活动增加。为了满足增加的需求，血液会把更多氧气输送到这个脑区。

研究人员从fMRI扫描中获取了许多宝贵的信息，但并不能解释大脑的所有奥秘。有时候，扫描结果是难以诠释的，因为在fMRI扫描中

"亮起"的一些脑区有多个功能。可是就目前讨论的话题来说，当你进行阅读或弹钢琴这样的认知活动，负责这项活动的脑区会需要更多的氧气，为脑电活动的增加提供支持。

血 压

血压对于大脑健康来说尤其重要。你的心脏就像一个泵：心脏收缩时内压升高，就像花园水管中的水一样，推动血液通过全身动脉，进入你的大脑。你的心脏会利用这股压力和长度可以绕地球两周的血管，确保为你身体的每一个部位和大脑供血。

血压过高过低都不好，应该不高不低刚刚好。如果血压过低，你可能头晕，可能昏厥或跌倒。但如果血压过高，你大概根本不会有任何症状。说实话，你可能外表看起来很健康，但其实在体内，高血压正在损害你的动脉，你的心脏正承受着巨大的压力。如果任其发展，久而久之，这种损害可能妨碍血液向大脑供应必不可少的氧气和营养素。健康的饮食有助于降低高血压的风险，也可以促进大脑健康，降低心脏病、高胆固醇和糖尿病的风险。此外，健康饮食也可以防止不健康的体重增加。

大脑燃料

你的大脑需要持续不断的燃料供应。这种燃料来自你的饮食，而你的饮食会直接影响到你的大脑功能和结构。能拯救你的心脏的食物，也可以促进你的大脑健康。"人如其食"这句话也适用于你的大脑！更准确地说，人如其食、其饮、其呼吸。

大脑有73%是水分。这是一个"口渴"的器官，因为你的大脑要保持水分充足，才能正常运作。如果让大脑脱水（危险操作，请勿模仿），你会发现"脑之汤"脱水后，成分包括脂肪、蛋白质、氨基酸、矿物质、维生素和血糖。其中每一个宏量营养素（脂肪、蛋白质和碳水化合物）和微量营养素（维生素和矿物质）都会对大脑发育、功能、能量和心情产生影响。

自我测评：体重

是否曾经有医生告诉你，你：

肥胖 □　　过重 □　　过轻 □

身高体重指数（BMI值）：体重_____公斤　身高_____厘米

BMI值 = _____［体重÷（身高×身高）］

腰围：_____

把你的体检结果填入本章心脏（下）"大脑健康目标：心脏"中的问题4a。

自我测评：饮食日志

从第17天到第23天，写饮食日志。无论分量多少，写下你吃喝的所有东西。如果可以的话，也写下盐、糖和脂肪含量。努力随时随地写日志。如果你喜欢，可以使用应用程序——网上也有一些很好的酒精追踪器。尽量写下具体的分量，把你每天的饮食与饮食金字塔指引相对照（请参阅政府健康信息网站）。100天计划的第17天是第1天——
你开始写饮食日志的第一个早晨。你会在本书末尾找到填妥的样本。

	第1天	第2天	第3天	第4天	第5天	第6天	第7天
星期几（例如星期一）							
早餐							
午餐							
晚餐							
零食							
水							
饮料							
酒精							
评论							
脂肪							
盐							
糖							
香烟							

使用这个饮食日志中的信息，回答本章心脏（下）"大脑健康目标：
心脏"中的问题4b。

脂　肪

Omega-3脂肪酸对于维持脑细胞健康是至关重要的。你的身体无法自行合成Omega-3脂肪酸，所以，你必须从食物（多脂鱼、坚果油和一些植物）中摄取。你大概知道，这些所谓的好脂肪可以帮助你降低罹患心脏病的风险，但研究人员在大脑中也发现了高浓度的Omega-3脂肪酸，认为这对大脑表现、记忆和行为功能也有重要作用，甚至可能防范阿尔茨海默病和痴呆症。

类固醇

你的血液中有胆固醇。你大概知道，高胆固醇对心脏是不利的，但你可知道，胆固醇对大脑功能是至关重要的？实际上，这是对人类健康必不可少的类固醇，是合成激素（包括皮质醇）所需的原料，涉及应激反应。

蛋白质

要正常运作，你的大脑和神经系统也需要充足的氨基酸供应，可以从蛋白质食物中摄取。这些氨基酸也像积木一样。事实上，氨基酸是合成神经递质所需的原料，而神经递质是在你的大脑中传递信号的化学信使。

多巴胺、正肾上腺素和血清素是重要的神经递质，在认知功能中扮演角色，包括注意力、学习和记忆，也在心情、恐惧和愉悦中扮演角色。你摄取的蛋白质中包含的氨基酸基本上是神经递质的前体物质，在你的生活中扮演着重要角色。

维生素和矿物质

微量矿物质、维生素B和抗氧化剂[1]可以为大脑带来裨益。比例得当的矿物质（例如铁、铜、锌和钠）对于大脑健康和认知发展是至关重要的。

小时候，我对铁的最初认识，来自看《大力水手》（*Popeye*）动画，他每次吞下一罐富含铁的菠菜，肱二头肌会立马隆起（如果这部动画片对你来说太古老了，你可以谷歌搜索一下）。补铁确实可以提升能量水平，加强体能表现，但显然并不会对肌肉产生立竿见影的影响。然而，铁在你的体内有着许多关键的功能，包括传输和储存氧气以及能量代谢。由于你的大脑需要氧气才能运作良好，补铁可以很好地提升你的大脑表现。血液向你的脑细胞供应必需的氧气，而这个过程需要铁。

每一种B族维生素都对大脑功能产生具体的影响。例如，维生素B_{12}在生成和维护髓鞘方面扮演着重要角色，而髓鞘可以保护你的轴突，确保神经信号的快速和有效传递。

抗氧化剂（主要在蔬菜和水果中）就像遏制损害的专家，在防止细胞损伤方面扮演着重要角色：自由基会损伤和破坏脑细胞，而抗氧化剂可以中和自由基。β-胡萝卜素、维生素C和维生素E是主要的抗氧化微量营养素。人体无法自行合成这些微量营养素，必须从饮食中摄取。

---

[1] 抗氧化剂——维生素E、维生素C或β-胡萝卜素等物质，可保护身体细胞少受氧化带来的损害。——作者注

能量：血糖和氧气

你的大脑会消耗大量能量，其燃料来源于你的饮食。糖、脂肪和蛋白质等分子可提供大量能量，因为用于形成分子的能量储存在维持这些食物分子的化学键中。你摄取含碳水化合物（糖和淀粉）的食物后，消化系统把碳水化合物转化为血糖，由你的胃部和小肠吸收，释放到血流中。你的大脑几乎完全依靠血糖供给能量。

在任何时候，大脑中数以十亿计的神经元会使用循环流动的血液中大约五分之一的氧气和血糖。虽然大多数燃料是用于神经传播，但也有大约三分之一的燃料是用于维持你的脑细胞健康和脑组织生存这种基本的需要。

神经活动和血液供应

比起不活跃的脑区，活跃的脑区消耗更多的能量。大脑储存能量的能力十分有限，所以活跃脑区所需的更多能量，是由局部小血管输送的血糖和氧气提供。基本上，局部血管扩张，让更多血液到达特定区域，满足局部神经活动的需要。

血液需要向活跃区域输送刚刚好的氧气和血糖，而大脑内置了一个巧妙的系统予以调节。大脑和血管细胞共同协作，确保当你伸脚探一下水、写自我反省的小说或去游泳时，适当的脑区会获得充足的燃料，为相关大脑活动提供支持。

边境管控

你的脑细胞对化学变化是十分敏感的，在稳定的环境中运作最佳，能够有效清除废物，充分抵御毒素。大脑中的大血管有一道屏障，可以防止可能损害大脑的物质入侵，实际上是血液和大脑之间的边境。只有符合资格的分子可以进入或离开血脑屏障看管的脑区。中风可能破坏这道屏障，让大脑容易受到有毒物质入侵。你的心血管系统也在清除废物方面扮演着重要角色，防止大脑活动和代谢产生不必要的产物，包括β-淀粉样蛋白和tau蛋白，这些蛋白与阿尔茨海默病有牵连。

大脑经常被称为已知宇宙中最复杂的结构，可以做出了不起的事情，但也十分脆弱，非常依赖你为之提供大脑运作所需的燃料、水、营养素和氧气。如果你对大脑不好，摄取垃圾食品或者吸入毒素，它就无法充分发挥潜力，甚至可能难以生存。所以在购买食物时，请照顾大脑的需要。

不假思索：测量血压、胆固醇和血糖水平，遵医嘱，维持在健康的范围内。

损害大脑：不爱护心脏，你的大脑会怎样

在一生中累积接触血管风险因素，会增加你中风、患上痴呆症和其他神经疾病的风险。简言之，高血压、高胆固醇和糖尿病都是血管

风险因素，会损伤脑血管，不利于大脑血流、局部神经活动和自动调节，会引起神经血管功能障碍和大脑健康欠佳。

脑中风

当血管堵塞、破裂或爆裂，流向脑区的供血中断，就会出现中风（又称"脑卒中"）。中风和引发中风的因素也在认知障碍和痴呆症中扮演着重要角色。中风是向大脑供血的血管出现问题引发的疾病。尽管80%的中风是可预防的，但在美国和英国，中风仍然是致残的首要原因。中风后，患者在恢复脑供血之前，每分钟将会死亡约190万个神经元、140亿个突触以及长达7.5英里的神经联结。

悄然来袭

许多老年人都患有血管性脑损伤，可分类为亚临床型、无症状型或隐匿型。这些不易察觉的损伤是大脑小血管的轻微堵塞引起的，虽然这些大脑血管系统的损伤还没有严重到引起与中风相关的明确或明显症状，但这并不代表没有引起损伤。损伤是有的，事实上，还会引起认知功能减退，加大一个人日后中风的风险。

这些无症状型中风比显性的中风常见多达20倍。这些类型的损伤通常是由于受影响脑区供血不足、髓磷脂和轴突损失引起损伤以及脑微出血，致使脑组织死亡引起的。这种细微的损伤也会加大日后患上痴呆症的可能性。

高血压

中年高血压是中风的首要原因。60岁以上的人若有高血压，也更容易患上无症状型脑损伤。如果你的血压居高不下，久而久之，可能加大你患上痴呆症的风险。慢性高血压会阻碍重要的营养素和氧气输送到你的大脑，可能使大脑出现功能障碍。如果得不到治疗，中年高血压可能会加大你晚年患上血管性痴呆和阿尔茨海默病的风险。

高血压是你急需改变生活方式的警告信号。

当大脑缺乏重要的营养素

无论是你的饮食还是你吸进去的空气，你做出的选择都可能对大脑产生直接和长远的影响。

脂 肪

Omega-3脂肪酸对于大脑功能是必不可少的。缺少了Omega-3脂肪酸，你很可能会出现记忆问题，感到疲惫，心情大起大落，抑郁，出现心脏问题和循环欠佳。多项研究显示，摄取Omega-3脂肪酸较少的人，患上与年龄相关的认知功能减退或痴呆症（包括阿尔茨海默病）的风险较高。

胆固醇

你的身体可以在肝脏自行生成胆固醇。事实上，你的身体执行许多基本功能所需的胆固醇，都可以自行生成，在血液中维持大致健康的胆固醇水平，所以，你不必在饮食中加入包含胆固醇的食物。

如果胆固醇水平过高，久而久之，会导致动脉狭窄或堵塞，引起心脏病发作或中风。摄取反式脂肪可能导致胆固醇水平异常。摄取这些脂肪会加大你罹患心脏病、中风和2型糖尿病的风险，因此，可能会影响到你的大脑健康。

类似痴呆症

一些可治疗的营养不足可能会干扰认知功能，导致类似痴呆症的症状。

维生素B_{12}

如果缺乏维生素B_{12}，你可能会出现类似痴呆症的症状，包括记忆力减退、决策出现问题、性格变化和烦躁易怒。缺乏维生素B_{12}也会加大中风风险。老年人更有可能受到维生素B_{12}缺乏症的影响。

随着年龄的增长，我们的消化道发生变化，可能导致吸收的维生素B_{12}减少。此外，我们在晚年食量下降，也可能导致吸收的维生素B_{12}变少。要应对维生素B_{12}缺乏症，逆转类似痴呆症的症状，每天口服补充剂或注射维生素B_{12}是安全简便的方法。

水

你的大脑主要由水组成。你的血液需要水，才能输送氧气、营养素和废物。一般而言，我们的喝水量普遍不足。随着年龄的增长，我们对于口渴的敏感度会逐渐降低，肾功能也会发生变化，加剧了老年人持续脱水的问题。老了以后，我们对缺水的感知能力减弱，所以可能会少喝水。到了晚年，我们可能会尿频，所以会少喝水，来减少上洗手间的次数。无论怎样，我们可能会出现脱水，如果情况严重，会导致短时记忆的认知缺陷，影响心情。严重脱水可引起类似痴呆症的症状，有时还会导致谵妄。

谵　妄

痴呆症和谵妄有类似的症状，但后者往往是突然发病，而痴呆症是更加缓慢、渐进式的减退过程。谵妄通常可以追溯到一个或多个促成因素，可能包括泌尿道或其他感染、重病，甚至是低钠或服药所致。找到病因以后，经常可以逆转谵妄，然而，老年人一旦有一次谵妄发作，可能会加速谵妄发病之前已经出现的认知功能减退。保持充足的水分，感染后尽快治疗，才是明智之举。

血　糖

如果大脑中的血糖不足，就不会生成化学信使（神经递质），神经元之间的沟通可能中断。低血糖是糖尿病并发症，可引起认知功能欠佳和注意力问题。脑额叶对血糖下降十分敏感，因此，心智功能改变是血糖不足的主要信号。高糖饮食会加大氧化应激[1]，可引起大脑功能障碍。均衡饮食，摄取大量维生素、矿物质和抗氧化剂，可保护大脑免受氧化应激。

吸　烟

要是没有氧气，你的大脑只能存活几分钟时间。吸烟会令你的心率加快，增加体内的一氧化碳水平。血液中的一氧化碳水平上升，会令脂肪在动脉壁积累，动脉收窄，血流放缓。虽然血液仍在流动，向

---

[1] 氧化应激：人体一方面产生自由基，另一方面有抗氧化剂发挥中和作用，抗衡或去除自由基对人体的损害，这两方面出现失衡时，就会产生氧化应激。氧化应激可引起心脏和血管疾病、心力衰竭、心脏病发作和神经退行性疾病，包括帕金森病和阿尔茨海默病。均衡饮食，摄取充足的维生素、矿物质和抗氧化剂，可保护大脑少受氧化应激。——作者注

脑组织输送血液，但一氧化碳会妨碍氧气供应。尼古丁会影响你的心脏、血管、激素和大脑功能。吸烟也会让你的大脑发生变化，让你渴望更多尼古丁。

自我测评：吸烟和酒精

吸　烟

你是否曾经在至少一年的时间内每天吸香烟、雪茄、小雪茄或烟斗？是 □　　否 □

吸烟状态：

不吸烟 □　　现正吸烟 □

你平均每天吸烟根数是：_____

现已戒烟 □　　你是几岁戒烟的？_____

你总共吸烟的年数是：_____

吸烟会损害体内几乎每个器官。吸烟会杀人，会杀死脑细胞。研究人员很久之前就发现，吸烟会引起心脏健康欠佳、癌症和肺病。但你可知道，吸烟者的皮质（大脑皮层）比不吸烟者更薄？吸烟时间越长，你的皮质就越薄。你需要皮质来思考、说话、行动和加工信息，而吸烟会令皮质萎缩，并非明智之举。

酒　精

根据你在第一周"睡眠日志"和本周"饮食日志"中记录的信息（如果这两个星期能够代表你正常的酒精摄取规律），回答下列问题。

你平均每周摄取多少个单位的酒精？_____

你平均每周有几天是不喝酒的？　_____

你是否曾经一天喝多于6杯酒？是 □　　否 □

把你的得分填入本章心脏（下）"大脑健康目标：心脏"中的问题6。

不假思索：均衡饮食，维持健康的体重，保持充足的水分，戒烟。

总　结

• 你的大脑十分依赖心脏和血管来输送氧气和营养素，这对脑细胞正常运作和生存是至关重要的。

• 血管损伤会对你和你的大脑产生灾难性影响。大约三分之一的痴呆症患者是血管性痴呆。

• 血压对于大脑健康来说尤其重要。高血压会损害你的动脉和心脏，久而久之，这可能妨碍血液向大脑供应必不可少的氧气和营养素。

• 中风和引起中风的因素对于认知障碍和痴呆症来说扮演着关键角色。

• 你的饮食会直接影响到你的大脑功能和结构。你的大脑十分脆弱，非常依赖你为之提供大脑运作所需的燃料、水、营养素和氧气。缺少了Omega-3脂肪酸，你很可能会出现记忆问题。维生素B_{12}缺乏症很像痴呆症。慢性脱水可能会加大高血压和中风的风险。

• 高糖饮食会加大氧化应激，可引起心脏和血管疾病和神经退行性疾病。均衡饮食，摄取大量维生素、矿物质和抗氧化剂，可保护大脑免受氧化应激。

· 吸烟会杀死脑细胞。吸烟者的皮质比不吸烟者更薄。吸烟时间越长，你的皮质就越薄。

爱护心脏的10个实用贴士

你选择的生活方式可以在很大程度上左右心脏健康。有许多方法可以让你保护心脏，有益大脑。积极监测和管理健康是十分重要的，因此，你要定期量血压、测血糖和胆固醇水平，尤其是在50岁以后。

无论多少岁，你都需要健康饮食，维持健康的体重，限制酒精和加工食品摄取量，降低患上心血管疾病的风险。如果你在中年妥善管理血压、肥胖和糖尿病，锻炼身体，你就会降低罹患痴呆症的风险。压力管理也是很重要的。如果你在吸烟，需要马上戒烟。对自己负责，管理好这些风险，这是你欠自己的。爱护心脏，是你可以送给自己的最好礼物之一。

爱护心脏的10个实用贴士

1. 量血压

2. 防治糖尿病

3. 购物时照顾大脑的需要

4. 控制胆固醇

5. 少吃盐

6. 多喝水

7. 注意自己喝了些什么

8. 管理压力，保持联系

9. 戒烟

10. 达到并保持健康的体重

1. 量血压

量血压是你可以做的一件简单的事。高血压没有明显的症状，许多病人患病而不自知，所以有"沉默杀手"之称。因此，大约一半的患病个案没有被确诊；一半的确诊患者没有接受治疗；一半接受治疗的患者病情仍未能得到妥善控制。想知道自己有没有高血压，唯一的方法是量血压。即使血压目前"刚刚好"，但随着年龄的增长，血压可能会悄然上升，所以，你需要定期检查，以免在晚年受到意外惊吓。

如果你目前不知道自己的血压，建议去挂个号，量一下。

高血压的可变风险因素

不良的饮食习惯——高钠、高卡路里、高糖和高脂肪（饱和和反式脂肪）饮食会加大你患上高血压的风险。吃盐过多会引起水肿，导致血压升高。摄入钾过少可能导致体内钠过高。

超重或肥胖——你年纪越大，为组织（包括脑组织）供应氧气和营养素所需的血液就越多。血容量的增加加大了对动脉壁的压力，为你的心脏带来额外压力，加大了高血压的风险。

缺乏身体锻炼——久坐不动的人心率较高，这意味着你的心脏每次收缩都在承受更重的负担，增加了对动脉的压力。

吸烟——吸烟会暂时提高你的血压，损害动脉壁内层，导致动脉收窄，血压升高。二手烟甚至嚼烟都会让血压升高。

酒精——光是每天喝一杯（女性）或两杯（男性）酒，就可能影响到血压。

压力——压力会让血压暂时升高。

2. 防治糖尿病

糖尿病是可治疗的，但不可否认的是，糖尿病会增加心脏病和中风的风险。这也是痴呆症的可变风险因素之一。

未经确诊的糖尿病是很常见的。事实上，"一半定律"也适用于糖尿病：在糖尿病患者中，有一半没有被确诊；在确诊的患者中，仅有一半从符合资格的医护人员那里接受了适当的治疗；在接受治疗的患者中，只有一半实现了治疗目标；在实现治疗目标的患者中，只有一半避免了糖尿病相关并发症的发生。

我们可以改变这个局面。政府和医护人员需要下很大功夫，提高民众的意识、诊断和治疗效果。但你也要对自己负责，采取行动，降低患上糖尿病的风险，或者如果你已经确诊患上了糖尿病，就要努力改善治疗效果，这是你欠自己的。如果你觉得自己可能有风险，不如挂个号，找医生做尿检或血检，查尿糖或血糖。

各个国家的指引是不一样的，但凡是BMI值大于25，同时有其他糖尿病风险因素的人（例如久坐不动的生活方式、高血压、高胆固醇、近亲有糖尿病、妊娠期糖尿病史），都应该进行糖尿病筛查。45岁以上的人，都应该测血糖。如果初步筛查的结果正常，接下来也要每3年测一次。向医生咨询相关事宜，可以是空腹血糖检查或随机血糖测试。

大多数2型糖尿病都是可防的，有些甚至是可逆的。

加大罹患2型糖尿病风险的可变风险因素：

超重或肥胖——你身上的脂肪组织越多，细胞对胰岛素的抵抗力越强。

高血压——高血压会加大你罹患2型糖尿病的风险。

缺乏身体锻炼——多活动可以把血糖用作能量，让你的细胞对胰岛素更加敏感。你越是久坐不动，患上糖尿病的风险就越高。

胆固醇和甘油三酯水平异常——你的高密度脂蛋白（HDL）水平越低，罹患2型糖尿病的风险也就越高。甘油三酯高企，也会加大你罹患2型糖尿病的风险。无论你是想预防还是控制2型糖尿病，都需要仔细选择食物、管理体重和活动水平。多活动身体（见第七章），遵循地中海饮食习惯（见下文贴士3），达到并保持健康的体重（见贴士10），都是有用的方法。

3. 购物时照顾大脑的需要

均衡饮食是心脏健康的关键。知道你吃的是什么，努力吃新鲜食物，用新鲜食材做菜。如果你必须吃加工食品或预包装食品，请阅读标签，仔细选择。

你去购物时，并不是要列出大脑所需的所有宏量和微量营养素清单，而是要从大处着眼，遵循地中海饮食习惯，维护大脑和心脏健康。遵循地中海饮食习惯的人患上心脏病、认知功能减退和阿尔茨海默病的风险较低。

地中海饮食强调富含Omega-3脂肪酸的食物，包括全谷类食物、新鲜水果和蔬菜、鱼类和大蒜。长期摄取反式脂肪可能损害你的健康。地中海饮食以橄榄油作为主要脂肪来源。比起其他西方国家的饮食，地中海饮食在Omega-3脂肪酸和Omega-6脂肪酸之间取得更健康的平衡，而在饮食中摄取比例适当的脂肪酸是很重要的。Omega-3脂肪酸有助于减少炎症，而大多数Omega-6脂肪酸往往会引发炎症。这两种重要的脂肪酸与预防退行性大脑疾病相关，人体无法自行合成，所以，你必须从饮食中摄取。

你的大脑非常享受在锻炼时吸取大量氧气，但为了实现运动的好处，你的静脉中需要充足的铁元素供应。这意味着摄取充足的绿叶蔬菜，例如菠菜、强化谷物、干果和豆类。

请记住，研究并没有发现哪一种营养素是大脑健康舞台上出类拔萃的"独奏者"。我们最好均衡饮食，摄取各式各样的食物，让营养素的"管弦乐团"大放异彩。

4. 控制胆固醇

要避免心血管疾病，最好的方法之一是把胆固醇控制在健康水平。了解你的胆固醇水平，对于了解你罹患心脏病的风险是至关重要的。请医生做一个胆固醇测试，尤其是近亲有高胆固醇、心脏病或曾经中风的。胆固醇异常经常会引起高血压，与类似的生活选择相关，例如缺乏身体锻炼、超重、喝酒过多和摄取许多高糖食物。

高胆固醇会影响到所有年龄段的人，但从小处做出改变，就可以产生重大影响，有时候，体内胆固醇失衡是遗传问题所致，但在许多情况下，是由于进食太多动物脂肪或太多肥腻食物，这完全是在你控制范围内的。

做一个简单的验血，就可以测量总胆固醇、低密度脂蛋白（LDL）、高密度脂蛋白（HDL）和甘油三酯。低密度脂蛋白会通过血液在全身输送胆固醇微粒。如果低密度脂蛋白在动脉壁上积累，动脉可能硬化和收窄，加大你患上心脏病的风险。低LDL值更有利于你的健康。

高密度脂蛋白会把多余的胆固醇从血液送到肝脏，防止胆固醇在动脉积累。高HDL值更有利于你的健康。

你的血液也包含甘油三酯，这是你血液中的脂肪。你吃进去但没有立即使用的卡路里，会转化为甘油三酯，储存在脂肪细胞里。

加大高胆固醇风险的可变风险因素：

不良的饮食习惯——饱和脂肪、反式脂肪、红肉和全脂乳类会增加胆固醇。

肥胖——BMI值大于或等于30。

腰围大——男性：102厘米/40英寸；女性：89厘米/35英寸。

缺乏身体锻炼——锻炼可以提升HDL值，减少LDL的危害。

吸烟——吸烟会损害血管，加大脂肪堆积的可能性，也可能降低HDL值。

糖尿病——高血糖会损害动脉内层，令LDL值上升，HDL值下降。

5. 少吃盐

钠是重要的矿物质，有助于传输神经脉冲，也可以控制你的体液平衡。然而，当你的血液中有太多钠，就会把水吸入你的血管，加大血管内的血液总量，给心脏带来压力，令血压升高。对有些人来说，过多的钠还会引起高血压。减少饮食中的钠，有助于防止或降低高血压。

你可以循序渐进地做出改变。今天不要往食物里放盐。如果你觉得少了点调味料，不妨放点黑胡椒、香料或柠檬。避免加工食品和外卖，这些食物可能放了太多盐。不妨在一周里，试一下有一天不吃加工食品。去购物时，阅读食品标签，特别留意钠含量。

6. 多喝水

确保你每天喝了足够的水，保持大脑中充足的水分供应，能够获得良好运作所需的能量和营养素。记住，你也需要水来清除大脑中的毒素。我们经常听人说，一天要喝8杯水，但这种说法过于简单化了。更好的基本准则是把体重（按磅计）除以2，得出的数字就是你每天应该喝的水量（按盎司计）。

在锻炼之前、期间和之后都应该补充水分。如果天热了，就要喝更多的水。如果你的排尿频率增加，或者你通常的模式发生了其他变化，这可能是感染的信号。不要为了减少排尿频率或避免尿急而少喝水，否则可能会脱水，尤其是如果你有肾脏或泌尿道感染。建议挂号去看医生，遵医嘱。

7. 注意自己喝了些什么

明智地选择自己喝的东西。茶水会妨碍铁的吸收，所以，不要在吃饭时喝茶。避免含糖或含咖啡因的饮料。

少喝点酒。酗酒会损害大脑健康。请记住，喝太多酒会引起血压升高，损害你的心脏，甚至可引起中风和脑损伤。喝酒也会影响你的体重，妨碍你的睡眠。

有一些证据显示，喝少量红酒或许是有益的。然而，一项长达30年的研究测量了受试者每周酒精摄取量、认知表现和大脑结构，结果发现，与滴酒不沾的人相比，少量喝酒并不能起到保护作用。我们知道酗酒有害大脑健康，但这项近期的研究发现，即使是适度饮酒也会对大脑结构产生负面影响。

研究发现，海马体萎缩与酒精摄取量之间存在量效关系。这意味着你喝酒越多，萎缩程度越高。比起不喝酒的人，每周酒精摄取量超过30个单位的人海马体萎缩的风险最高。即使是适度喝酒（每周14—21个单位）的人，海马体萎缩的可能性也比不喝酒的人高出3倍。

各国公布的饮酒指南各异，而大多数指南都没有把这项近期的研究纳入考虑。目前的饮酒指南表示，建议大家每周的饮酒量不超过14个单位，而且要分开喝。

喝再少的酒，都会增加损害健康的风险，因此，喝酒没有"安全"剂量可言。政府发布的指南只是一个"低风险"摄取量，而不是"无风险"摄取量。要把风险控制在低水平，最安全的做法是保持每周的饮酒量不超过14个单位。

重要的不仅仅是喝多少，还有怎样喝。如果你经常性每周喝酒14个单位，应该分三天或以上。一次喝太多会带来额外的健康风险。每周酗酒一两天，就会增加风险。你每周应该有几天不喝酒。

在家喝酒可能会危害健康，因为我们往往会倒更大杯。买一个适当的测量工具在家使用，在倒酒时，准确追踪自己的酒精摄取量。一个标准酒精单位是半品脱正常啤酒、一酒吧杯的烈酒、一小杯葡萄酒或其他酒精饮料。与朋友会面有利于大脑健康，但如果要上酒吧，考虑在社交场合，每喝一杯酒精饮料，最好下一杯就换成水。

在青春期和青年时期，大脑仍在发育，如果在这个阶段喝酒，可能妨碍某些大脑结构的生长，损害大脑表现，包括记忆功能。在西方社会，许多人在青春期开始喝酒，这可能改变大脑血流和脑电活动。当然，每个人都是不一样的，不是每个人在青少年时期和20岁出头时对酒精都一样敏感，还有其他因素可能影响到喝酒对大脑发育和功能的影响程度。

8. 管理压力，保持联系

压力、中风和心脏病之间的关系是错综复杂的，科学家还没有研究透彻。可能是压力激素持续高企，损害动脉，引起高血压；也可能是慢性压力管理不当，引起的行为令其他风险因素恶化。如果你承受着慢性压力，你可能就会锻炼更少，吃得更多，吸烟，或者喝太多咖啡或酒。请参阅第四章，了解压力管理的实用贴士。

长期孤独可能是一个慢性压力源。孤独是心脏病的风险因素，这可能是因为人们为了排遣孤独感，会喝酒、吸烟或暴饮暴食。孤独感也会导致睡眠质量差和高血压。心脏健康方面，保持与朋友的联系或许比体育锻炼、是否吸烟或喝酒更加重要，因为孤独感是比其他三者更大的心血管疾病风险因素。

9. 戒烟

如果你正在吸烟，戒了吧。吸烟者的大脑供氧更少，吸烟是心脏病的主要风险因素。一半的吸烟者会死于与吸烟相关的疾病，吸烟者心脏病发作的可能性是非吸烟者的两倍。我以前吸过烟，明白戒烟不容易。我是采取立即戒断法的，从20多年前的某一天起，就完全不吸了。

我成功的关键在于，不去谈论有多么想念香烟，戒烟有多难，这是戒烟的一个陷阱。我从一开始就告诉自己的大脑，我是不吸烟的，只允许自己说吸烟的坏话。我的大脑非常听话，过了3—4周，我就受不了别人吸烟的味道，更不要说点燃一根香烟了。

或许一个有用的做法，是探究一下你一开始为什么会吸烟，或者寻求别人的支持。要知道，烟瘾每次只会持续几分钟，所以在烟瘾上来时，深深地从鼻子吸气，从嘴巴呼气，喝一杯水，刷刷牙，找点事情让自己分心，撑过三四分钟，烟瘾便会慢慢消退。

当然，每个人都是不一样的，对我有用的方法，对你未必管用。或许比起立即戒断法，先少抽点再慢慢不抽对你更加管用。开始的时候，你今天可以少抽一根。或许你今天可以在抽到一半时掐灭香烟，至少做一次。或许在明天，把点燃第一根香烟的时间推迟10分钟。试几个早晨，然后挑战自己，把点燃第一根香烟的时间推迟15分钟，以此类推。另一个方法是每天把抽烟量减少10%，慢慢不抽。

如果你目前是吸烟者，戒烟是你能为自己的心脏健康做的最好的一件事。戒烟永远不嫌晚。戒烟几小时后，你的血压和心率就会回归正常水平，血液中的一氧化碳含量恢复正常。戒烟后一天内，你心脏病发作的风险就会开始下降。

戒烟一年后，你患冠心病的风险就会下降到吸烟者的大约一半。戒烟15年后，你患冠心病的风险会降低到非吸烟者的水平。戒烟5—15

年后，你中风的风险会降低到非吸烟者的水平。如果你有过心脏病发作，戒烟会把心脏病复发的风险降低一半。

戒烟永远不嫌晚。无论你年龄有多大，都可以从戒烟中受益。戒烟者只要不复吸，大脑皮质每年都会增加。只要你戒烟，大脑有自我修复能力——而唯一能这样做的就是你自己。制订计划，承诺今天戒烟。谷歌搜索"怎样戒烟"，找到适合自己的方法。

10.达到并保持健康的体重

超重或肥胖会加大你患上高血压和心脏病的风险，所以不利于大脑健康。体重过轻也是不健康的。关键在于找到你的理想体重，达到并保持它。

小小的改变就可以带来巨大的影响。就连改变餐盘颜色或大小这样简单的事情，也可以让你一顿少吃点。如果你想少吃点，就选择与你计划的晚餐颜色对比鲜明的餐盘吧。如果食物颜色和餐盘颜色的对比度较低，人们往往会给自己盛上更多食物，比在颜色对比鲜明的情况下多出30%。所以，如果你想多吃绿色蔬菜，可以把蔬菜盛在绿色餐盘里。每周设定一个无零食日或无糖日。或者把进食零食和糖的分量减少10%。烹饪时只使用新鲜食材。努力让做饭时间比吃饭时间更长。

你在第三章看到，缺觉时，你体内的内源性大麻素水平上升，更难以抵抗诱惑，感觉更饿，胃口更大。你也更可能在正餐之间摄取更多食物，更可能吃不健康的零食。如果你认真想减肥，你也需要确保自己睡眠充足。

多锻炼身体有助于减肥，并有利于大脑和心脏。锻炼不仅会燃烧卡路里，还会增强你大脑中的联结，让你更能控制自己的冲动和情绪——包括进食的冲动。多活动身体，克制吃垃圾食品的冲动。下一章会进一步解释锻炼身体是怎样有利于大脑健康的。

·· 心脏 ··

（下）

> **目标 — 行动计划 — 个人档案**
>
> 为心脏设定目标，制定行动计划，建立自己的个人档案。

大脑健康目标：心脏

使用"饮食日志"、体检和迄今为止的自我测评信息，回答下列问题，可以帮助你设定心脏健康目标，促进大脑健康。

你的风险因素越多，患上心血管疾病的可能性就越大，从而又会影响到你的大脑健康。如果你在自我测评中发现多项风险因素，我强烈建议你去看医生，尽量降低风险，在适当时候制订治疗计划，把风险因素降至可控水平。

各国有不同的指南，但建议20岁以上的成年人都应该每4—6年检查中风和其他心血管疾病的风险，然后与医生一起，确定风险和治疗方案。

问题1：血压

血压用两个数据衡量：收缩压/舒张压。

理想血压 = 介于90/60mmHg至120/80mmHg

高血压 = 140/90mmHg或更高

有高血压的风险 = 介于120/80mmHg至140/90mmHg

低血压 = 90/60mmHg或更低

我的血压是_____/_____

我不知道自己的血压 □

心脏目标1a
定期量血压 □

我有健康的血压 □

我有患上高血压的风险 □

我有高血压 □

我有高血压，并遵医嘱控制血压 □

我有高血压的多个可变风险因素 □

我有低血压 □

心脏目标1b

我想采取行动降血压 □

无需采取行动：我有健康的血压，并定期量血压 □

问题2：胆固醇

医护人员会向你解释你的胆固醇值。医生会根据你个人的整体风险因素，为你设定目标。作为一般的指引，健康成年人的总胆固醇值应该是5mmol/L或更低。你的LDL值应该是3mmol/L或更低。你的HDL值应该高于1mmol/L。总胆固醇与HDL值的比率（按总胆固醇值除以HDL值计）应该低于4。你的甘油三酯水平应该低于1.7mmol/L。

注：各国的指引和测量方式各有不同［毫克（mg）或毫摩尔（mmol）］。我在此使用了英国/欧洲的标准。

我的胆固醇/HDL值比率是_____

我不知道自己的胆固醇水平 □

心脏目标2a

测量胆固醇水平 □

我的胆固醇水平健康 □

我的胆固醇水平不健康 □

我有胆固醇的多个可变风险因素 □

心脏目标2b

我想采取行动，把胆固醇降到健康范围内 □

无需采取行动：我有健康的胆固醇水平，并定期测量胆固醇 □

问题3：糖尿病和血糖

我不知道自己的血糖水平 □

我不知道自己是否患有糖尿病或糖尿病前期 □

心脏目标3a

我会问医生是否需要进行血糖或糖尿病检测 □

我的血糖水平健康 □

我没有糖尿病前期 □

我没有糖尿病 □

我的血糖水平不健康 □

我有糖尿病前期 □

我有糖尿病 □

我有糖尿病的多个风险因素 □

心脏目标3b

我想把血糖降到健康范围内 ☐

我想降低糖尿病风险 ☐

我想更好地控制糖尿病 ☐

无需采取行动：我没有风险因素，我的血糖水平健康，我没

有糖尿病或糖尿病前期 ☐

问题4：体重

a）身高体重指数（BMI值）

BMI值 = _____

肥胖 = BMI值大于或等于30.0。超重 = BMI值在25.0至29.9。

健康 = BMI值在18.5至24.9。体重过轻 = BMI值小于18.5。

腰围_____

无论身高或体型，如果你的腰围大于94厘米/37英寸（男性）或80

厘米/31.5英寸（女性），你就有健康风险。

对于我的身高来说，我的体重处于健康范围内 ☐

对于我的身高来说，我的体重高于或低于健康范围 ☐

我的BMI值处于健康范围内 ☐

我的BMI值大于或小于健康范围 ☐

我的腰围处于健康范围内 ☐

我的腰围不在健康范围内 ☐

心脏目标4a

我想把　体重 □　BMI值 □　腰围 □　控制在健康范围内

无需采取行动：我的体重、BMI值和腰围处于健康范围内 □

---

b）根据你的"自我测评：饮食日志"、政府食用量指南和饮食金字塔，回答下列问题。

我饮食健康均衡 □

我摄取太多卡路里 □

我摄取太少卡路里 □

我的盐摄取量不健康 □

我的糖摄取量不健康 □

我的脂肪摄取量不健康 □

我喝水不够 □

心脏目标4b

我想改变饮食习惯，降低心血管疾病的风险 □

无需采取行动：我饮食均衡，有利于心脏健康 □

问题5：吸烟

我是吸烟者：是 □　　否 □

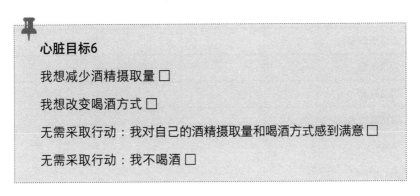

心脏目标5

我想戒烟 □

无需采取行动：我不吸烟 □

问题6：酒精

我的酒精摄取量高于政府指南 □

心脏目标6

我想减少酒精摄取量 □

我想改变喝酒方式 □

无需采取行动：我对自己的酒精摄取量和喝酒方式感到满意 □

无需采取行动：我不喝酒 □

使用你的"心脏目标"中的信息，填妥下列表格，这可以帮助你描绘出目前的健康习惯，为需要改正的心脏习惯排列优先次序。请勾选适用的方框，然后在下一页的"大脑健康行动计划表"中填写需要改正的项目。

	健康	需要改正	优先次序*
血压			
胆固醇水平			
血糖			
糖尿病			
体重			
BMI值			
饮食			
吸烟			
酒精摄取量			
盐摄取量			
糖摄取量			
脂肪摄取量			
其他			

* 高、中或低。

锻炼身体对心脏和大脑健康都是至关重要的，在下一章有详细介绍。

大脑健康行动计划表：心脏

在下面表格的"大脑健康行动"一栏，填写你需要改正的心脏习惯。请说明有关行动是可以在短期内相对轻松达成的（速效），还是需要更多时间和精力才能达成的（长期）。你刚看过的10个贴士，应该可以帮助你把每一项行动分解为切实可行的步骤。请按照你想要处理的顺序，排列行动的优先次序（1 = 最先处理）。你会在本书末尾找到填妥的样本。

大脑健康行动	次序	步骤	速效	长期

个人档案：心脏

使用你在"大脑健康目标：心脏"一节中的得分作为指引，填妥下列表格。说明你的得分是属于健康、介于两者之间还是不健康。由此出发，你可以判断你目前的行为模式是有利于大脑健康的资产，还是可能损害大脑健康，使你容易在晚年罹患痴呆症的风险。最后，说明你想要改正、改进或维持的方面，排列优先次序，加入你的大脑健康计划（见第九章）。

方面	健康	介于两者之间	不健康	资产	风险	维持	改进	改正	优先次序
血压									
胆固醇									
体重/BMI值									
饮食									
糖尿病/血糖									
吸烟									
酒精									
合计									

年轻大脑100天（第17—23天）

计划第17—23天：爱护心脏

现在，你更清楚地了解自己的心血管疾病风险因素、个人目标，以及为了爱护心脏、促进大脑健康所需采取的行动。你会把心脏档案与完成这个计划的过程中建立的其他档案结合起来，建立你的大脑整体健康档案（见第九章）。你还会选择至少一项爱护心脏的行动，加入你的大脑整体健康计划。

100天日记

你可以在本书末尾的"100天日记"中，记录你为了实现计划目标所采取的步骤。例如：

- 我挂了号，去量血压。
- 我在超市购物时阅读标签，不买加糖的东西。
- 我晚餐时没有喝酒。
- 我做晚饭时只使用新鲜食材。

你还可以在"100天日记"中记录你的健康习惯，予以庆祝。

第七章

锻炼身体

你可知道，你锻炼身体走的步数越多，大脑就越健康？没有什么神奇药丸可以让你增强记忆力，可是经常出去远足，甚至是快步走，都可以滋养大脑。跳舞、园艺活动和做家务都可以促进大脑健康。锻炼身体可以降低你患上30多种慢性病的风险，包括心脏病和痴呆症。

> 缺乏运动会损害每个人的身体健康，而有方法的锻炼可以帮助我们保持健康，延长寿命。
>
> ——柏拉图
> （Plato）

·· 身体活动 ··
（上）

　　小时候，我们喜欢跑跑跳跳。到了青少年时期，许多人从事运动锻炼，但成年后不久，往往就舍弃了运动，只是在沙发上或场边观赛。有些人有幸从事需要进行有氧运动和无氧运动的工作，但数以百万计的人只是终日坐在书桌前，缺乏锻炼的负面影响与日俱增。人到中年，只有少数人会为了健康着想，有意识地设法锻炼身体，但许多人都慢慢过上了久坐不动的生活。

　　你可知道，你锻炼身体走的步数越多，大脑就越健康？没有什么神奇药丸可以让你增强记忆力，可是经常出去远足，甚至是快步走，都可以滋养大脑。跳舞、园艺活动和做家务都可以促进大脑健康。体育活动对大脑结构和功能有直接的好处。与此相反，久坐不动、缺乏运动的生活方式会加大你患上心脏病和痴呆症的风险。

本章中的创新贴士会让你动起来，促进大脑健康，而写"身体活动日志"，完成自我测评，会让你深入了解到自己的身体活动水平，有助于改变你的身体素质，促进大脑健康。你会使用这些信息建立自己的个人身体活动档案，设定目标，制订身体活动行动计划（见本章下）。我们先来探讨神经科学，了解为什么身体活动十分有利于大脑健康，为什么我们都需要减少坐着的时间。

小问题：身体活动

想一下你一般的情况（不要计算睡眠时间）

在平常的工作日，你有多少时间是坐着或躺着的? _____

在平常的休息日，你有多少时间是坐着或躺着的? _____

有益大脑：身体活动与大脑健康有何关系

你的大脑有数以十亿计的神经元，是你体内消耗能量最多的器官。**大脑只占体重的约2%，但光是维持大脑运作，每天就要消耗20%—25%的能量**。根据巴西科学家制作的"脑之汤"计算，要让10亿个神经元保持运作，需要消耗6卡路里，你每天需要摄入2,000卡路里，而光是为了让860亿个神经元保持正常运作，就要消耗516卡路里。你的大脑消耗许多氧气和营养素，需要随时掌握身体的需要和可用的资源。大脑依赖庞大的神经元网络为之提供这一信息。你学习、思考和记忆的能力有多高，与血糖水平以及大脑有效运用这一能源的能力息息相关。从上一章中你了解到，大脑健康离不开心脏健康，也离不开血管的健康和完整性，毕竟，血管负责在全身和大脑输送氧气和营养素。

大脑需要氧气才能焕发生机，缺氧的话，大脑最多只能存活几分钟。这也是锻炼对大脑健康至关重要的原因之一。

你开始锻炼时，流入大脑的血液会为神经元输送更多的氧气和营养素。你的大脑会利用这一点，我们认为，更多的氧气供应或许有助于刺激新神经细胞的生成。

身体活动是指需要消耗能量的任何身体动作。这包括你日常生活中在家里、在工作中和休闲时所做的动作。身体活动也包括体育锻炼，后者涉及有组织、反复和有计划的动作。身体活动具有一般性质，而相比之下，锻炼通常是有目的的，是为了提高身体素质的某个方面。

自我测评：身体活动日志

在第24—30天，写身体活动日志。记录你在工作、通勤（上下班途中）、家里和休闲时间从事每种活动的时间，以及你坐着的时间。你会使用这些详细信息（工作、通勤、家里和休闲时间），填妥本章后文中的国际体力活动问卷。如果你有手腕式活动追踪器，或者其他类型的应用程序可记录活动水平，可以用来帮助你填写这份日志和下文的问卷。

不要记录持续时间少于10分钟的活动。

持续时间：所有活动的记录以分钟为单位。

中等强度活动：中等强度活动是你可以舒适完成的活动。你在活动时仍然可以交谈，但心率和呼吸会加速。你也会感觉温暖或微微出汗。中等强度的有氧运动包括：快步走（每英里15分钟）、骑自行车（每小时少于10英里）、交谊舞、中等速度的游泳、园艺活动和网球双打。

高强度活动：进行高强度活动时，你无法再交谈，而是需要专心致志地进行这项活动。你会呼吸急促，心率显著加快，大汗淋漓。例如：慢跑、跑步、循环训练、高强度园艺活动、跳舞（嘻哈舞、萨尔萨舞、街舞）和剧烈运动（足球、壁球、有氧运动、网球单打）。

总分钟数 = 星期一 + 星期二 + 星期三 + 星期四 + 星期五 + 星期六 +星期日

平日坐着的总分钟数 = 总分钟数减去"周末"或休假日

每周MET–分钟是指你每周身体活动的能耗。

- 一个MET（代谢当量）是指静坐时的能耗。
- 步行 = 3.3 MET（步行时，你的能耗是静坐时的3.3倍）
- 中等强度活动 = 4 MET
- 高强度活动 = 8 MET

以分钟为单位记录身体活动的持续时间。只记录你一次至少进行10分钟的身体活动。

你会在本书末尾找到填妥的样本。

类型	生活领域	星期一的分钟数	星期二的分钟数	星期三的分钟数	星期四的分钟数	星期五的分钟数	星期六的分钟数	星期日的分钟数	天*	总分钟数	MET-分钟
高强度活动	工作										高强度活动总分钟数 （工作 + 休闲）× 8 高强度活动MET-分钟=＿＿＿＿＿
	休闲										
中等强度活动	工作										中等强度活动总分钟数 （工作 + 家里 + 休闲）× 4 中等强度活动MET-分钟 =＿＿＿＿＿
	家里										
	休闲										
步行	工作										步行总分钟数 （工作 + 通勤 + 休闲）× 3.3 步行MET-分钟 =＿＿＿＿＿
	通勤										
	休闲										
总MET-分钟											高强度活动 + 中等强度活动 + 步行 =＿＿＿＿＿
坐着的分钟数											平日坐着的总时间
	工作										
	其他										

* 你进行这项活动的天数。

你的身体活动日志写满一周时，使用日志中的信息，填妥国际体力活动问卷。详见下面的"自我测评：国际体力活动问卷"。

使用这个日志中的信息，回答本章锻炼身体（下）"大脑健康目标：身体活动"中的问题2和3。

自我测评：国际体力活动问卷

根据你本周填妥的身体活动日志中七天的情况，回答国际体力活动问卷中的问题。即使你觉得自己不是一个活跃的人，也请回答每个问题。

1. 你有多少天进行了高强度的身体活动？

天数：＿＿＿＿＿＿

如果你没有进行高强度活动，请跳到问题3。

2. 在进行了高强度身体活动的日子里，你每天进行这些活动的时间通常有多长？

每天分钟数：＿＿＿＿＿＿

3. 你有多少天进行了中等强度的身体活动？

请勿把步行包含在内。

天数：＿＿＿＿＿＿

如果你没有进行中等强度活动，请跳到问题5。

4. 在进行了中等强度的身体活动的日子里，你每天进行这些活动的时间通常有多长？

每天分钟数：＿＿＿＿＿＿

5. 你有多少天一次步行了至少10分钟?

每周天数：_____

如果你没有步行，请跳到问题7。

6. 在这些日子里，你每天步行的时间通常有多长?

每天分钟数：_____

7. 平日里，你每天坐着的时间有多长?

每个工作日的分钟数：_____

你的国际体力活动问卷得分意味着什么

要计算你的身体活动水平是高、中等还是低，你需要计入身体活动的总量（MET-分钟）和你进行这项活动的天数。[①]

高强度活动天数（国际体力活动问卷问题1）：_____

高强度活动MET-分钟（身体活动日志）：_____

中等强度活动天数（国际体力活动问卷问题3）：_____

中等强度活动MET-分钟（身体活动日志）：_____

步行天数（国际体力活动问卷问题5）：_____

步行MET-分钟（身体活动日志）：_____

遵照以下指引，确定你的活动水平。你会在本书末尾找到填妥的样本。

活动水平高

分类为"高"有两个标准：

---

① 如果在任何一天，步行、中等强度活动和高强度活动的时间超过了180分钟，记录分数时需要以180分钟为上限。以此计算，每个类别每周最多有21个小时的活动时间（3小时×7天）。——作者注

· 每周至少有3天进行高强度活动，身体活动总量至少达到1,500 MET−分钟

· 或者每周至少有7天进行步行、中等强度活动或高强度活动，身体活动总量至少达到3,000 MET−分钟

要达到身体活动水平高的标准，你必须每周至少有7天进行步行、中等强度活动及/或高强度活动。

如果你有4天进行中等强度活动，有3天步行，你就达到了至少7天的标准。

同样，如果你有3天进行高强度活动，有3天进行中等强度活动，有3天步行，你也达到了至少7天的标准。

活动水平中等

在大多数日子里进行相当于30分钟中等或更高强度的活动，可分类为活动水平中等。

活动模式分类为"中等"，需符合以下标准：

· 有3天或以上进行了高强度活动，每天持续时间至少20分钟

· 或者有5天或以上进行了中等强度活动及/或步行，每天持续时间至少30分钟

· 或者有5天或以上进行了步行、中等强度活动或高强度活动，身体活动总量至少达到600 MET−分钟/周

符合以上至少一项标准，会界定为积累到最低活动水平，因此，可归类为"中等"。

要归类为"活动水平中等"，你需要每周至少5天进行活动。

如果你有2天进行中等强度活动，有3天步行，这就算至少5天。同

样，如果你有2天从事高强度活动，有2天从事中等强度活动，有2天步行，这也算每周至少5天。

活动水平低

如果得分达不到中等强度活动或高强度活动的标准，就算身体活动量低。

活动水平得分：高 □　　 中等 □　　 低 □

使用你的国际体力活动问卷得分，回答本章身体活动（下）"大脑健康目标：身体活动"中的问题1。

健康建议

你会熟悉这一公共健康建议的每周5次、每次30分钟的中等强度身体活动。应该指出的是，这些建议是基于休闲时间的身体活动。填妥**"自我测评：国际体力活动问卷"**，你会发现如果每周5天里，每天在所有生活领域才累计进行30分钟的中等强度活动，属于极低的水平。基本上，这相当于大多数成年人在任意一天会积累的最起码/基本活动水平。在衡量所有领域的身体活动时，要达到有益健康的效果，需要更高的分界线。

活动水平较高，可为健康带来更多的好处。而要为健康带来最大的好处，究竟确切的活动量应该是怎样的，目前并无公论；但国际体力活动问卷的计算是把每天至少一小时从事中等或更高强度活动，算作高于身体活动的基本水平。如果你把每天走5,000步算作基本活动水平，那么，每天走12,500步或进行等量的中等强度或高强度活动，就算是活动水平高。

锻炼身体有助于维持血液循环和大脑的氧气和营养素供应，因此有利于大脑健康。身体活动也可以降低患上心血管疾病和脑血管疾病（例如中风）的风险。身体活动可对心血管疾病和痴呆症风险因素（包括高血压、肥胖和2型糖尿病）产生积极影响。身体活动有助于减少大脑对神经毒素的接触，包括β-淀粉样蛋白，而β-淀粉样蛋白的积累与阿尔茨海默病有牵连。

大脑变化

身体活动真的会改变你的大脑，会刺激大脑肥料（脑源性神经营养因子）的释放，加强大脑的联结。身体活动也会支持脑细胞生长，促进新脑细胞生长。因此，如果你积极进行身体锻炼，随着年龄的增长，大脑萎缩程度会降低。锻炼也会增强大脑的可塑性。这意味着你的脑区（例如海马体和前额皮层）能够迎接学习的挑战，你的记忆力、注意力和加工信息的速度会有所提升。

锻炼也可以帮助大脑神经元之间的联结更好地运作。当大脑的情绪中心（杏仁核）和执行控制中心（前额皮层）之间有强大的联结，你就更容易维持健康的体重。这是由于联结越强，你就越能够控制自己的冲动和情绪，包括进食的冲动。当然，锻炼也能燃烧脂肪，所以有助于维持体重。

附带好处

锻炼身体不仅对身体健康是至关重要的，还会带来其他附带好处，包括在大脑中释放让你感到快乐的化学物，称为"内啡肽"。内啡肽会让你的心情变好，减少抑郁、压力和焦虑的症状。身体活动也可以降低皮质醇水平，从而缓冲慢性压力对大脑产生的负面影响。

维持身体素质，可以帮助你在晚年维持独立生活能力，也让你有更多的精力做自己想做的事情，而不是日渐衰弱。多活动也会让你睡得更香，而睡眠会为你的大脑注入活力。步行更多的人孤独的可能性较低，社交活跃的可能性较高。

锻炼、记忆力和痴呆症

你可曾试过办了健身房的会员卡，却很少（或从来不）去健身？又或者许下了强身健体的新年愿望，却坚持不到2月1日，就每天晚上沉迷于电视或笔记本电脑？如果你知道锻炼不仅会让你的臀部更加结实，还会改变你的大脑，降低你患上痴呆症的风险，或许你就会更加积极地走上跑步机了。

比起久坐不动的人，不仅是进行高强度身体锻炼的人可以降低认知功能减退的风险，身体活动水平低至中等的人也能从中受益。在五六十岁的人中，经常运动的人一般认知功能、情节记忆能力、加工速度和执行控制都比不运动的人更强。

大多数探讨锻炼身体对记忆力和其他认知功能影响的研究，受试者都是55岁以上的成年人。但有一项研究对较年轻的成年人进行了长达17年的调查，发现在36岁时锻炼身体的人，到了43岁至53岁之间，记忆力减退较为缓慢。在36岁和43岁时锻炼身体的人，在53岁时记忆力减退的速度最慢。比起在36岁时开始锻炼的人，在36岁时停止锻炼的人记忆力减退程度较大。

一般而言，一辈子积极锻炼的人，到了晚年认知功能更强，也能在更长时间里维持认知功能。但即使是随着年龄的增长才开始或恢复身体锻炼，也能够享受到好处。

不假思索：多锻炼身体。

损害大脑：缺乏运动，你的大脑会怎样

遵循日常锻炼建议，诚然有利于你的心脏和大脑，但这并不是事情的全部。缺乏运动和久坐不动的生活方式本身就会危害健康。每天锻炼30分钟是很好的，可是你在一天里其余时间做些什么也很重要。你会不会在早上跑步，然后全天坐在电脑前一动不动呢？或者下班后上健身房锻炼一小时，然后晚上其余时间都瘫坐在电视前呢？

缺乏运动

光是满足身体活动的建议指引是不够的。你还需要考虑自己有多少时间是没有运动的，因为在太长时间里静坐不动，会加大你患上慢性病的风险。

运动会为大脑结构和功能带来直接的好处，而缺乏运动则可能引起多项心血管疾病风险因素，包括糖尿病和高血压，而这又会加大患上痴呆症的风险。缺乏运动也可引起抑郁症。事实上，全球大约有400万宗阿尔茨海默病的病例可能是缺乏运动引起的。随着年龄的增长，

我们往往会减少身体活动，缺乏运动可能会引起早衰、心脏病、抑郁症和肥胖。

缺乏运动会加快老化过程，而运动会减缓老化过程。运动与否，选择权在你手上。

坐以待毙

除了多动之外，我们还需要少坐。老实说，我们的社会太爱坐了，这对心脏健康是一个灾难。长时间坐着会减缓你的代谢，影响身体调节血压、血糖和分解身体脂肪的能力。显而易见，久坐不动的生活方式会加大心血管疾病和2型糖尿病的风险，还会引起肥胖和超重。

即使你达到了身体活动的要求，久坐不动的行为还是会产生负面影响。我要重申一下，即使你每周锻炼150分钟，但坐得太久还是会为你的心脏带来风险。缺乏身体活动是痴呆症的七个可变风险因素之一，是全球第四大死亡风险因素。

平均而言，除了睡眠时间之外，我们每天坐着或躺着的时间长达7小时。而你比较起来是多是少呢？我们大部分时间会坐在电脑前、书桌前，看电视，坐在汽车方向盘前，或者公交、电车或列车上。在家工作可能让情况变本加厉。如果在小时候养成了久坐不动的习惯，长大了也会如此，因此，除了改变你自己的习惯之外，我们还要教导子孙少坐多动。

比起每天看电视或其他屏幕娱乐设备的时间少于2小时的人来说，每天看屏幕时间多于4小时的人心脏病发作的风险更大。肥胖人士每天坐着的时间比瘦子长2小时15分钟。事实上，过去的瘦子比我们现在吃得更多，可是他们走动的时间更长，所以会消耗更多能量。

这没有什么深奥的道理。平均而言，你坐着的时候每分钟消耗1卡路里，站着的时候每分钟消耗2卡路里，走路的时候每分钟消耗4卡路里。

老年人每天坐着或躺着的时间介于8.5小时至10小时之间。社会规范让我们随着年龄的增长，就放慢脚步，这并不利于身体健康。老化本身不是问题所在，身体素质不好和久坐不动的生活选择才是导致身体功能衰退的更重要的原因。少坐多动，会帮助你在晚年放缓身体衰退的步伐。随着年龄的增长，你需要少坐，而不是多坐。

当我们在一个地方一坐就是几个小时，缺乏活动会减缓血流，减少进入大脑的氧气。因此，你的专注力可能会下降。如果你瘫坐在书桌前，肩膀向前耷拉，驼背的姿势会让你的肺部无处扩张。不良的姿势会让你的胸腔收窄，暂时限制你的肺部能吸入的氧气。

当你长时间坐着，分解脂肪的酶会暂时失去活性，比起走动的时候，燃烧的脂肪会减少。如果你一坐就是几小时，不站起来走走，你腿部的动脉会受到限制，阻碍血液流动，让血压上升，久而久之，会引发心脏病，对大脑健康产生负面影响。

不假思索：减少坐着的时间。

总　结

· 锻炼对大脑健康是至关重要的，有助于维持血液循环和大脑的氧气和营养素供应，也可以降低患上心血管疾病和中风的风险。

· 身体活动也有助于减少大脑对神经毒素的接触，包括β-淀粉样蛋白，而β-淀粉样蛋白的积累与阿尔茨海默病有牵连。

· 身体锻炼可促进海马体新神经元的生长，也可以帮助神经元之间的联结更好地运作。

· 缺乏身体活动可引起多项心血管疾病风险因素，包括糖尿病和高血压，而这又会加大患上痴呆症的风险。

· 缺乏身体活动也可引起抑郁症。

· 全球大约有400万宗阿尔茨海默病的病例可能是缺乏身体活动引起的。

· 缺乏身体活动会加快老化过程，而身体活动会减缓老化过程。

· 锻炼和健康饮食不仅可以让你活得更长，还能让你活得更好。

· 长时间坐着会减缓你的代谢，影响身体调节血压、血糖和分解身体脂肪的能力。

身体活动的10个实用贴士

身体活动对于大脑健康是至关重要的。不设法每天多活动活动就太愚蠢了。身体活动可以降低你患上30多种慢性病的风险，包括心脏病和痴呆症。你不仅会活得更长，还会活得更好。此外，身体活动会帮助你维持健康的体重，管理压力和心情，让你睡得更香，因此，会促进有利于大脑健康的其他习惯。

一天有1,440分钟，所以，至少花30分钟来活动身体。然而，光是每天活动30分钟是不够的，你还需要改变久坐不动的习惯，在一天里多活动。下列贴士介绍了一些实用的方法，可以让你积极投资大脑健康。

身体活动的10个实用贴士

1. 每天锻炼

2. 安全第一

3. 少坐

4. 多站

5. 挺直胸膛

6. 多动

7. 把看屏幕的部分时间换作积极的兴趣爱好

8. 力量和平衡

9. 休息和恢复

10. 玩耍

1. 每天锻炼

尽可能每天锻炼，不要让年龄成为你的拦路虎。锻炼真的可以带来全方位的好处：有利于身体、心理和大脑健康。锻炼不是可有可无的，也不是奢侈品，而是你可以为自己的大脑和心脏做的最重要的事情之一，因此，你需要养成日常锻炼的习惯。

你每周需要做至少150分钟的中等强度有氧运动或75分钟高强度活

动。指引建议分开5天做，这是不错的建议，但并不是每周有2天可以不活动的借口。每天都要做一些身体活动。

如果你已经在定期锻炼，做得好——你的心脏和大脑已经在受益。不如把活动时间增加10%，或者稍微改变一下常规的锻炼方法，做一点变化？如果你从未锻炼过，从小事做起，不如今天晚上吃完饭以后，去散散步，走个15分钟吧？

不要低估散步的好处。定期散步的人睡眠时间更长，睡眠质量更好。散步可以让思维更加敏锐，提高创造力，让心情变好。散步有助于提升认知功能，为大脑重新注入活力。无论你的身体能力和活动能力怎样，你都需要想办法动起来。

2. 安全第一

一般来说，任何年龄的人都可以安全地进行身体活动。身体素质较好的人，受伤的概率较低。锻炼时，始终秉持"安全第一"的原则，如果你符合以下情况，在选择新的锻炼方式时，请咨询医生的意见。

· 50岁以上，不习惯剧烈运动。

· 被确诊患有慢性病，例如糖尿病、心脏病或骨关节炎，或者出现了胸痛或胸闷、头晕或关节疼痛等症状。

请根据自己的身体素质来决定活动量。如果你患有慢性病或退行性疾病，或行动不便，达不到建议的身体活动量，请量力而行。如果你行动不便或健康状况欠佳，难以定期锻炼，请发挥想象力，多了解情况，或者向医疗团队成员寻求建议，让你可以在病况限制范围内安全地锻炼。

· 慢慢起步，循序渐进地加大活动量，尤其是如果你已经长时间不活动。

· 了解适合自己的活动类型和活动量。

· 选择适合自己的活动。

· 选择安全的活动场所。

· 使用安全设备，例如在骑自行车时佩戴安全帽，在步行或慢跑时穿着合适的鞋子。

· 锻炼时一定要喝够水。

· 锻炼前热身和拉伸。

· 如果你感觉昏厥或晕眩，感觉疼痛或任何不适，请马上停止活动。

只要每天花30分钟锻炼身体，就可以降低心脏病发作的风险。如果你已经长时间不活动，请从小事做起——你可以把30分钟的锻炼分为两三个较短的时段，但确保每个时段至少要有10分钟。设法养成日常锻炼习惯——走路上班或走楼梯。

3. 少坐

不要长时间坐着，每隔一阵子站起来，至少活动一两分钟。如果你的工作需要长时间坐着，至少每两个小时站起来走动一下（如果你是年轻人），而如果你是老年人，至少每个小时站起来走动一下。大多数日子里，我都要长时间在笔记本电脑前工作，这时候，我会设定闹钟，提醒自己每30分钟起来活动几分钟。无论是在工作场所还是家里，都要避免长时间坐在屏幕前，这一点真的很重要。如果你在书桌前工作，有些任务不要坐着完成。例如，你可以站着拆邮件或接电话。如果公司为吸烟的同事规定了固定的"吸烟时间"，你可以用这段时间出去走走，减少坐着的时间。在茶歇时间喝茶或喝咖啡时，走动一下，不要坐着。不要在整个午休时间坐着，午饭后站起来，走动一下。

避免长时间坐着看电视、玩电脑或打游戏。如果你连每天锻炼30分钟都做不到，那每晚花上多于一两个小时看电视又怎么说呢？生命是宝贵的，也是短暂的。别误会，电视是不错，我自己也爱看电视，可是这是被动的活动，容易让人久坐不动。我不是让你完全不看电视，而是要取得良好的平衡，有意识地决定要把宝贵的时间花在什么地方。考虑一下事先为自己设定限制。有意识地记录自己有多长时间是坐着不动的。

在广告休息时间或打完一局游戏时，站起来走动一下或者上楼。如果你在电视上观看体育赛事，请在一段时间里站着看。如果可以的话，至少每隔一小时或30分钟站起来走动一下。别用遥控器了，用老方法，直接按电视按钮换频道。如果你喜欢连续几小时刷剧，强迫自己在每一集之间站起来，走动几分钟。你可能会发现，这可以帮助你抵挡一晚刷完一整季的诱惑。

4. 多站

多花点时间站着，但也不要矫枉过正。如果长时间站立，中间没有坐下来休息的机会，也不利于健康。我们要做的，是在站立和坐着之间轮换，避免长时间站立或久坐不动。你可以开始把站立看作一种锻炼。**如果你把每天坐着的时间从8小时缩短到6小时，把那2小时用来**

站立,一年下来,产生的效果相当于跑6次马拉松。特意站着去进行某些活动,例如站着讲电话,或者在通勤途中站立。然而,尽量不要长时间保持同一个站姿,如果你必须长时间站立,请不要穿高跟鞋。

站立时,我们的大脑表现会更好。除了有害健康之外,久坐不动还会引起心理疲劳,缺乏活动会让你的身体进入睡眠模式。

站立式书桌是很棒的发明,但你不必买一张,你可以把笔记本电脑放在桌面的盒子上。考虑站着开会或谈话吧。牛津大学教授、医生兼公共卫生顾问缪尔·格雷爵士(Sir Muir Gray)大力强调久坐不动的致命危害,他工作日的四分之一时间都是站着的。他严守纪律,确保每两小时站立30分钟。我自己试过,确实需要很强的自律能力,还要事先计划。我还在努力中。

5. 挺直胸膛

显而易见,你一天还是会有很多时间是坐着的,所以,尽量减少坐姿不良的影响很重要。坐着的时候,抬起头来,目视前方,不要仰头、低头、往左或往右侧头。你可能需要调整工作台,才能做到这一点。尽量把臀部靠在椅背上,调整座椅的高度,让膝盖略低于臀部,双脚平放在地板上。

你不需要僵硬地坐着,可以放松下来,同时保持良好的坐姿。别把脚缩到椅子下,也别跷二郎腿。理想情况下,你的电脑屏幕应该在正前方,比你坐着时的视线高度高两三英寸。如果你用的是笔记本电脑,你可能需要放在一叠大部头或一个盒子上。

站立时,挺直肩膀,两肩保持平齐,使用腹部肌肉挺直身体。注意走路时的姿势：从脚跟到脚趾，使用肌肉，让腹部和臀部与身体其他部位在同一条线上。别弯腰驼背，也别低头看脚。环视周围的环境。走路是滋养感官的绝佳机会，可以产生类似冥想的效果。

如果你的身体活动方式包括跑步，努力抬起头来，目视前方，不要弯腰驼背或者抬膝过高。增加站立和锻炼的时间，会帮助你睡得更好，但如果你的床垫有点老旧软塌，建议考虑买一张支撑力强的新床垫。

6. 多动

我们都生活忙碌，有时候，一天里好像时间完全不够。我明白这一点，每天上健身房这样的事情会占用一块时间，或许你觉得抽不出来时间。锻炼是你对自己的投资。你需要告诉自己，你值得为自己投资。设法在日常生活中多活动。

- 提前两三站下公交车或下地铁。
- 把车停放在距离你的目的地更远的地方。
- 如果切实可行，考虑步行或骑自行车上班。
- 尽可能爬楼梯。
- 打电话时走动一下。
- 走去跟同事说话，而不是发电邮。
- 跟朋友会面时，一起去散步，而不是喝咖啡。
- 家务是中等强度的锻炼，所以，请多做点家务吧。

7. 把看屏幕的部分时间换作积极的兴趣爱好

减少看屏幕的时间，换作积极的兴趣爱好，例如园艺活动、做DIY手工、跳舞、击鼓、徒步、观鸟或魔术。只要是你喜欢的兴趣爱好，都可以乐在其中，做什么都可以。考虑参加社区活动，加入步行团体，参加舞蹈班，或者志愿清洁当地沙滩或公园。

8. 力量和平衡

有氧运动有利于你的心脏和大脑，但你还需要做一些力量和平衡锻炼，至少每周要做两三天。这些是可以锻炼所有大肌肉群（腿部、臀部、腰背、胸部、肩膀和手臂）的肌肉强化活动。

骨骼强化活动包括快步走、中等强度阻力的举重、爬楼梯、拿购物袋、用拉力带、挖掘、高强度园艺活动和使用椭圆机。

肌肉强化活动包括用举重机、自由重量训练、用拉力带、挖掘、搬抬东西、拿购物袋、循环训练和有氧踏板操。我几个月前开始做重量训练，个人十分推荐。看似矛盾的是，我觉得重量训练可以让人放松下来。如果你也要开始重量训练，我建议你寻求专业人士进行指导，保证举重时的安全。

改善平衡的方法包括：侧步走、竞走、单脚站立、后抬腿和侧抬腿。练习站起来、瑜伽和太极也会改善平衡。切记安全第一，但你可以在日常活动中纳入这些锻炼。不如在早上刷牙时左脚站立，在晚上刷牙时右脚站立？或者在家里听着音乐、用真空吸尘器清洁时，侧步走或后抬腿。

随着年龄的增长，力量和平衡锻炼尤其重要，因为这些锻炼可以让肌肉和骨骼强壮，有助于降低跌倒的风险。改进力量和平衡，也有助于减少对跌倒的恐惧。害怕跌倒是老年人减少身体活动的常见原因，会使他们错失与社会接触的机会。

9. 休息和恢复

任何健身计划都需要包括休息和恢复时间。睡眠、喝水和营养都是恢复的重要方面。不要太痴迷于一直锻炼，不要忘记拉伸。锻炼前要热身，包括在活动前动态拉伸，在锻炼后静态拉伸。认真安排一天的时间表。对自己能做到什么程度请持务实的态度。不要对自己提出不切实际的要求。确保规划好休息的日子。

10. 玩耍

享受乐趣。在家里做晚饭或做杂务时，播放欢快的音乐，或者播放你最喜欢的歌曲，在厨房、卧室或办公室跳舞。听音乐时，我们难以抵挡跳舞或摆动身体的诱惑。

进行剧烈运动。团队运动可以锦上添花，让你享受其他人的陪伴。积极和孩子、孙子、侄子侄女、外甥外甥女一起玩耍。这对他们也有好处。找一个网球或高尔夫搭档，一起打球。和朋友一起做运动，可以让你享受更多的乐趣。乐在其中，你才更有可能坚持下去。

在本章开头，我提到小时候我们喜欢跑跑跳跳。在本章末尾，我想重申一下，享受锻炼的乐趣吧。我们经常把锻炼看作非做不可的事，是"咬紧牙撑过去"的不愉快任务。我想要建议，笑着去锻炼吧。小小地改变一下心态，可以带来真正的裨益。锻炼时保持微笑，有助于你放松下来，减少肌肉张力，改进表现效率，让健身没有那么费力，让你享受到更多的乐趣。在下一章中，你会进一步了解到微笑和积极的心态为大脑健康带来的好处。

·· 身体活动 ··

（下）

> **目标 — 行动计划 — 个人档案**
> 为身体活动设定目标，制定行动计划，建立自己的个人档案。

大脑健康目标：身体活动

使用"身体活动日志"和国际体力活动问卷得分，回答下列问题，可以帮助你设定身体活动目标，促进大脑健康。

问题1：身体活动

根据"自我测评：身体活动日志"和"自我测评：国际体力活动问卷"，我的身体活动类别是：

高 □　　　中等 □　　　低 □

身体活动目标1

我想增加活动类别 □

无需采取行动：我的身体活动水平对我的健康是最为有利的 □

问题2：身体活动模式

根据我的"自我测评：身体活动日志"和"自我测评：国际体力活动问卷"得分，我在中等强度活动和高强度活动之间取得良好的平衡：

是 □   否 □

根据我通常的活动，我在有氧运动、力量和平衡活动之间取得良好的平衡：

是 □   否 □

身体活动目标2

我想增加以下活动的水平：

中等强度活动 □   高强度活动 □   步行 □

我想增加以下活动的水平：

力量 □   平衡 □   有氧运动 □

无需采取行动：我对自己的身体活动模式感到满意 □

问题3：坐着

如果你坐着工作，应该每隔一阵子站起来工作，反之亦然。最新发布的建议是，如果你在工作日是坐着的，应该每隔一阵子站起来，每天在工作时间里，站立和低强度活动（低强度的步行）时间应该至少达到2小时，最终目标是达到每天4小时。

根据你的"自我测评：身体活动日志"和"自我测评：国际体力活动问卷"得分：

平日里，我坐着的总时间是_____

我平均一天坐着的总时间是（假设你每周工作5天，工作日坐着的总时间除以5）_____

身体活动目标3

我想打破久坐的状态，每坐一段时间，就站起来活动一下 □

我想减少每天坐着的总时间 □

无需采取行动：我坐着的时间处于健康水平，不会久坐不动 □

使用你的"身体活动目标"中的信息，填妥下面的表格，这可以帮助你描绘出目前的健康习惯，为需要改正的身体活动习惯排列优先次序。请勾选适用的方框，然后在下页的"大脑健康行动计划表"中填写需要改正的项目。

	健康	需要改正	优先次序*
中等强度活动			
高强度活动			
步行			
坐着			
工作相关			
交通运输相关			
家里相关			
休闲活动相关			
有氧运动			
肌肉强化活动			
骨骼强化活动			
平衡			
其他			

* 高、中或低。

大脑健康行动计划表：身体活动

在下页表格的"大脑健康行动"一栏，填写你在上一页表格中需要改正的身体活动习惯。请说明有关行动是可以在短期内相对轻松达成的（速效），还是需要更多时间和精力才能达成的（长期）。你刚看过的10个贴士，应该可以帮助你把每一项行动分解为切实可行的步骤。请按照你想要处理的顺序，排列行动的优先次序（1 = 最先处理）。

大脑健康行动	次序	步骤	速效	长期

个人档案：身体活动

使用你在"大脑健康目标：身体活动"一节中的得分作为指引，填妥下列表格。说明你的得分是属于健康、介于两者之间还是不健康。以此为出发点，你可以判断你目前的行为模式是有利于大脑健康的资产，还是可能损害大脑健康、使你容易在晚年罹患痴呆症的风险。最后，说明你想要改正、改进或维持的方面，排列优先次序，加入你的大脑健康计划（见第九章）。

方面	健康	介于两者之间	不健康	资产	风险	维持	改进	改正	优先次序
活动水平									
活动类型									
坐着									
合计									

年轻大脑100天（第22—30天）

计划第22—30天：锻炼身体

现在，你清楚了解自己目前的身体活动水平、个人目标，以及为了促进大脑健康所需采取的行动。你会把身体活动档案与在完成这个计划的过程中会建立的其他档案结合起来，建立你的大脑整体健康档案（见第九章）。你还会选择至少一项锻炼身体的行动，加入你的大脑整体健康计划。

100天日记

你可以在本书末尾的"100天日记"中，记录你为了实现计划目标所采取的步骤。例如：

· 我今天提前两站下了公交车。

· 听到电台播放我最喜欢的歌曲，我在厨房里跳舞。

· 我今天上下班没有坐电梯，而是爬楼梯。

· 我在手机上设了闹钟，提醒自己每隔一小时站起来走动一下，而不是成天坐在书桌前。

你还可以在"100天日记"中记录你的健康习惯，予以庆祝。

第八章

调整心态

当你微笑时，大脑会产生愉悦感，释放多巴胺、血清素和内啡肽。微笑不仅是心情好的结果，还可以带来好心情。

微笑吧，微笑免费、简单，又能促进大脑健康。那些对自己变老持积极看法的人，平均寿命比态度消极者多了7.5年！

> 世间本无善恶，端看个人想法。
>
> ——威廉·莎士比亚
> 《哈姆雷特》

· · 心态 · ·

（上）

你的大脑可以因应你的体验和行为，改变自己的生理结构和功能。也就是说，你的大脑具有天然的神经可塑性，也可以因应你的思维而发生变化。你不仅可以通过选择采取的行动，还可以通过思维方式和对待生活的心态改变大脑的结构。

论及大脑健康，光是改变行为是不够的。你还需要认真管理自己的想法、心态和看法。你对老化、记忆甚至是幸福的心态，都可以改变你的大脑，影响到你的未来，为大脑健康带来好处或坏处。

如果你每天抱着"我就是这样的了，想改也改不了"的心态，你就可能剥夺了自己促进大脑健康的机会。

改变你对老化的看法，真的有可能改变你老化的情况。本章中的实用贴士会帮助你调整心态，改变你的一生，而自我测评会让你自省，帮助你改变心态，促进大脑健康。你会使用这些信息建立自己的个人心态档案，设定目标，制订心态行动计划（见本章第二节）。

本章解释了为什么微笑、摒弃对老化的成见以及积极看待老化，不仅能提升你的记忆力，还能延年益寿。

> **?**
>
> **小问题：心态**
>
> 你上次微笑是什么时候？____年____月____日____时____分
>
> 你每天有多少时候微笑？_____

有益大脑：心态对大脑健康有何影响

微 笑

奖赏可以加强记忆加工。看到一张微笑的脸，我们会感觉收获了奖赏。如果你想让别人记住自己，请微笑吧。比起惊讶、生气或恐惧的脸，我们更能记住微笑的脸。我们可以很快想起微笑的人的名字。你之所以更能记住微笑的脸，是因为大脑奖赏区域对记忆区域的影响。

大脑的奖赏系统进化，会激励我们从事进食、喝水和做爱这样的行为，这些活动会让我们生存下去，有利于人类生存和繁衍。为了提高生存概率，人脑的奖赏系统会促进欲望、渴望和动机，触发愉悦等积极情绪，尽可能提升我们与对自己有利的东西之间的互动。

你吃东西的时候，例如，在吃三层夹心三明治时，负责奖赏的特定脑区的特殊神经元会释放神经递质多巴胺，给你带来一阵愉悦感。为了确保你重复这种"进食"行为，大脑奖赏中枢与控制记忆和行为的脑区相联结。想起吃这个三层夹心三明治给你带来的愉悦感，会让你更有可能再次吃这种三明治。

除了让我们尽量多接触对生存有利的东西，大脑还需要让我们尽量少接触可能有害的东西。人脑的恐惧系统进化，是为了保护我们的安全。大脑奖赏和恐惧网络之间有重叠之处。在最基本的层面上，通过激活这些系统，你会感觉到恐惧，产生联想，为你的行为带来诱因、条件反射、强化、奖赏及/或惩罚。这意味着，视乎食物、物体、对象、事件、人、活动和情境给你带来的愉悦或痛苦而定，你更有可能加以接触或避免。人类与其他动物的不同之处之一在于，我们能够追求几个月甚至几年之后的奖赏，例如存钱买房，学习备考，努力工作谋求晋升，或者完成100天大脑健康计划。

愉快中枢

大脑奖赏系统的核心结构位于你的"缘脑"，缘脑的进化是为了管理战斗或逃跑。本书对大脑主要结构做了详细介绍，包括海马体、下丘脑和杏仁核，因为这些结构涉及学习、记忆、情绪、心情、恐惧和压力。这个边缘系统也涉及激素的释放，以及管理无意识的身体功能，例如胃口和情绪状态。

神经递质多巴胺在控制大脑奖赏中枢和愉快中枢方面扮演着关键的角色，回应食物、性和成瘾药物等。多巴胺也在记忆和动作方面扮演角色，让你能够辨别、靠近或"趋近"奖赏，以便拿起美味的三层夹心三明治，张开嘴巴大咬一口，然后咀嚼和吞咽。遇到带来奖赏的东西时，大脑会多释放多巴胺。虽然各个脑区都有多巴胺，但连贯的多巴胺奖赏和动机系统主要在几个关键脑区发挥作用，包括前额皮层。

你的眶额皮质是前额皮层的一部分，顾名思义，位于大脑前方、眼眶上方。眶额皮质与加工感官信息的脑区（例如视觉皮层）和涉及情绪（例如杏仁核）及记忆（例如海马体）的大脑结构之间有紧密的联结。你的眶额皮质有助于确定某样东西可以带来多少奖赏。眶额皮质基本上会为你尝到、闻到、碰到、听到和看到的东西的奖赏价值编码，因此，三层夹心三明治会比菠菜沙拉为你带来更多奖赏。

平易近人的面孔

论及对面孔和名字的记忆，你在成功为一张面孔和正确的名字编码时，眶额皮质和海马体会显著激活。值得留意的是，比起面无表情的面孔，表情快乐的面孔更能成功激活记忆。

在社会情境中，我们会使用面部表情，帮助我们决定是要避开还是接近某个人。如果对方露出生气的表情，我们可能会感到焦虑，从而避开这个人。如果对方露出快乐的笑脸，我们则更愿意接近这个人。笑脸通常会激活大脑海马体和左侧额叶。与此相反，皱眉或有威胁感的面孔通常会激活右侧额叶和背侧中脑区域。这些大脑激活模式与"趋近—回避动机"相关。

这与大脑健康有何关系呢？趋近相关的大脑激活可让大脑运作处于最佳状态，也能让神经可塑性和神经发生处于最佳状态。回避相关的大脑激活会压制新神经元的生长，很可能是为了限制压力或负面事件对大脑的影响。奖赏也往往会加强我们思考和加工信息的能力。一般而言，如果在社交互动中我们传达出积极的情绪，往往可以在社会情境下如鱼得水。

社交互动会增加神经活动，促进新神经元的生长。人类为了在社会中生存而进化，让我们能够通过手势、动作和面部表情沟通自己的意图、动机和情绪。你的面孔是强有力的沟通工具，一系列的面部表情可以影响他人的行为。如果你露出笑脸，人们很可能会认为你是具有吸引力、友善、值得信任的，甚至是熟悉的。

自我测评：快乐

对于下列各项陈述及/或问题，请在分数栏中圈出你认为最符合自己的一项。

1. 一般而言，我认为自己：

不是一个很快乐的人						是一个很快乐的人
1	2	3	4	5	6	7

2. 比起大多数同龄人，我认为自己：

没有那么快乐						更加快乐
1	2	3	4	5	6	7

3. 有些人一般是很快乐的。无论发生了什么事，他们都懂得享受

263

生活，因此在每件事上收获最多。你在多大程度上符合这个描述？

根本不符合						非常符合
1	2	3	4	5	6	7

4. 有些人一般不是很快乐。他们算不上抑郁，但总是少了那应有的快乐。你在多大程度上符合这个描述？

根本不符合						非常符合
1	2	3	4	5	6	7

经允许重印，资料来源：施普林格·自然集团：Social Indicators Research期刊46卷2期第137页，《主观快乐感量表：信度和结构效度初步检验》（Lyubomirsky, S., & Lepper, H. ）。©版权所有1999，克吕韦尔学术出版集团和加州大学河滨分校Sonja Lyubomirsky教授。

你的得分意味着什么

项目	怎样评分	你的得分
1	你的得分就是你圈起来的数字	
2	你的得分就是你圈起来的数字	
3	你的得分就是你圈起来的数字	
4	按以下方式计分： 7 = 1, 6 = 2, 5 = 3, 4 = 4, 3 = 5, 2 = 6, 1 = 7	
总分	把4项的得分相加	
你的得分	把总分除以4	

平均得分视乎多项因素而定，但一般而言，快乐感量表的平均分介于4.4至5.5之间——如果你的得分高于5.6，那么你就比一般人更加

快乐，如果你的得分低于4.4，那么你就比一般人更加不快乐。

把你的得分填入本章心态（下）"大脑健康目标：心态"中的问题2。

社会奖赏

虽然我们的奖赏中枢是由金钱激活的，可是，对生活最满意的往往不是最有钱的人，而是社会联系最强的人。我们获得社会奖赏时，大脑会体验到身体上的愉悦。这可能是有人朝我们露出微笑，我们与别人合作，我们获得其他人的认同，或者声誉提升了一点。对大多数人来说，在有选择的情况下，社会奖赏会比金钱奖赏带来更大动力，社会奖赏的力量由此可见一斑。

天然的抗抑郁药

当你展开笑脸，露出雪白的牙齿，大脑会产生愉悦感，释放多巴胺、血清素和内啡肽。微笑会激活大脑的奖赏回路。由于多巴胺是带来愉悦感和奖赏的主角，多巴胺的释放会增加你的快乐感。微笑会释放出血清素，是天然的抗抑郁药，而内啡肽则是天然的止痛药。微笑会让你感到快乐和放松；会释放降血压的激素，促进大脑健康；会提高免疫功能，保护你少受压力、抑郁和焦虑的影响。

让人感到快乐

微笑不仅是心情好的结果，还可以带来好心情。我们经常会觉得微笑是自发的，是快乐或喜悦触发的不自主动作，可是科学研究表明，微笑也可以让人感到快乐。光是扬起嘴角（而不是噘着嘴）这个动作，就可以促进你的大脑健康。尽管大脑异常复杂，又或许正因如此，做出嘴角上扬的动作，会让大脑"弄假成真"，释放出让你感到快乐的化学物质。

我们在第五章中说过，我们看到别人做一个动作，以及自己做这个动作时，镜像神经元都会被激活。看到别人微笑，镜像神经元会刺激你微笑起来。人天生就会模仿。我们本身有不自觉的模仿倾向，会自动模仿别人的表情。有趣的是，这种模仿不仅是停留在表面的，也就是说，涉及的不仅是激活肌肉动作的脑区。模仿别人的表情，也会激活你触发情绪状态的脑区。看见一张笑脸，并不只是让你牵强一笑，而是真的会引起你内心快乐的感觉。

左右脑半球，是左还是右

乐观和悲观是你看待未来的角度，涉及一连串积极或消极的结果。我们乐观或悲观的倾向是与特定语境相关的。例如，我们可能会觉得每谈一段恋爱最终都会分手，但总是认定工作会取得成功。我们的倾向也可能不时发生变化。有些日子，我们会戴着玫瑰色的眼镜，觉得晴空万里，对一切事物和每个人都充满乐观；有些日子，我们会觉得乌云密布，天都要塌下来了，只看到悲惨的结局。下面的自我测评会衡量你一般的乐观和悲观倾向。

自我测评：生活倾向问卷

....

请如实填写你对以下10项陈述的回应。尽量不要让你对一项陈述的回应影响到对其他陈述的回应。答案并无对错之分。不要考虑"大多数人"会怎样回答，请按照自己的感觉作答。

A = 我非常同意

B = 我有点同意

C = 我不是同意，也不是不同意

D = 我有点不同意

E = 我非常不同意

		A、B、C、D或E
1	在不确定的时候，我通常会期望得到最好的结果。	
2	我很容易放松下来。	
3	如果有什么事情会出错，就会发生在我身上。	
4	我总是对自己的未来持乐观态度。	
5	我很享受朋友的陪伴。	
6	我喜欢忙着，这对我来说很重要。	
7	我很少期望事情会顺心如意。	
8	我不太容易感到难过。	
9	我很少指望自己遇到好事。	
10	总的来说，我觉得遇到的好事会比坏事更多。	

你的得分意味着什么

		得分
1	A = 4, B = 3, C = 2, D = 1, E = 0	
2	A = 0, B = 0, C = 0, D = 0, E = 0	

		得分
3	A = 0, B = 1, C = 2, D = 3, E = 4	
4	A = 4, B = 3, C = 2, D = 1, E = 0	
5	A = 0, B = 0, C = 0, D = 0, E = 0	
6	A = 0, B = 0, C = 0, D = 0, E = 0	
7	A = 0, B = 1, C = 2, D = 3, E = 4	
8	A = 0, B = 0, C = 0, D = 0, E = 0	
9	A = 0, B = 1, C = 2, D = 3, E = 4	
10	A = 4, B = 3, C = 2, D = 1, E = 0	
	我的总分	

　　生活倾向问卷衡量你一般的乐观和悲观倾向。乐观或悲观并没有分界线的得分，但一般而言，平均得分是14—15。如果你的得分更高，那么你就比一般人更加乐观；如果你的得分更低，那么你就比一般人更加悲观。

　　把你的得分填入本章压力（下）"大脑健康目标：心态"中的问题1。

　　乐观者更健康、更长寿。乐观者会期望别人喜欢自己，而人们的回应方式往往是喜欢他们。你的心态会影响到自己的韧性，尤其是在坏事发生时。乐观者往往更坚强、更持之以恒，面对逆境时更能迎难而上。

　　乐观者相信坏事是暂时的，只是一次挫败，而不是最终的失败，所以更能走出低谷。乐观者也往往不会以偏概全，只会把困难看作"一次性"的障碍；而悲观者看到困难，就会觉得前路一片灰暗。

　　比起悲观者，乐观者也更有可能承认事情是多个原因造成的，不能全怪自己。而悲观者经常会放弃，不再努力，失去希望，这可能造成抑郁症。与此相反，乐观者会为自己创造更多机会，会告诉自己前路是更加光明的，所以也就能创造出更光明的未来。

当然，你的每个体验都涉及左右脑半球。但细究起来，右半球更容易注意到环境中的负面信息，而左半球更容易注意到正面信息并做出反应。眼动研究发现，乐观者看负面或不愉快图像的时间比悲观者更短。乐观者的注意力偏向于环境中的正面信息。

谁在掌控

如果你相信生活中的事件是由外在力量控制的，那么你就是"外控者"。与此相反，如果你相信自己是命运的主人，那么你就是"内控者"。你是否相信自己能够控制生活的重要方面，决定了你的心态。

外控者往往觉得事情是被动地发生在自己身上，是由运气、命运或机缘巧合决定的。与此相反，内控者觉得能够控制自己的命运，在自己的成败和人生大事中扮演着十分活跃的角色。他们相信自己能够塑造自己的未来，影响这个世界和周围的人。

内控者倾向于激活大脑左半球，而外控者倾向于激活大脑右半球。悲观者往往是外控者，而乐观者往往是内控者。焦虑是与我们对控制的感知紧密相关的，因此，外控者更容易焦虑。与此相反，内控者往往更加快乐，压力和抑郁程度较低，有助于大脑健康。以下自我测评评估抑郁，会让你了解自己是内控者还是外控者。

自我测评：控制点

对于每个问题，请勾选最符合你的感受的陈述（a或b）。

☐ 1a. 人生中许多不快乐的事情，部分是运气不好所致。

☐ 1b. 人们的不幸是其自身错误造成的。

☐ 2a. 我们打仗的其中一个主要原因，是由于人们对政治不够关心。

☐ 2b. 无论人们有多么努力反战，战争都是无可避免的。

☐ 3a. 长远而言，人生在世总会得到应得的尊重。

☐ 3b. 不幸的是，无论付出了多少努力，一个人的价值经常得不到认可。

☐ 4a. "老师没有公平对待学生"，这个想法是无稽之谈。

☐ 4b. 大多数学生都没有意识到，他们的分数在多大程度上会受到偶然因素影响。

☐ 5a. 没有好的机会，一个人很难成为有效的领导人。

☐ 5b. 如果一个人有能力，却未能成为领导人，这是因为他/她自己没能把握机会。

☐ 6a. 无论你有多努力，有些人就是不喜欢你。

☐ 6b. 如果一个人得不到别人的喜欢，这是因为他/她不懂得怎样与人相处。

☐ 7a. 我经常发现，注定会发生的事情总会发生。

☐ 7b. 对我来说，与其听天由命，不如做出决策，采取具体行动，这样才能得到更好的结果。

☐ 8a. 只要学生为考试做了充足的准备，就很少/绝不会有"考试不公"一说。

　　☐ 8b. 许多时候，考题与课程毫无关系，学习也是枉然。

　　☐ 9a. 成功有赖于辛勤的努力；运气起到的作用微乎其微，或者完全没有。

　　☐ 9b. 要找到一份好工作，主要靠的是天时地利。

　　☐ 10a.普通公民也可以对政府决策产生影响。

　　☐ 10b.这个世界是由有权有势的少数人说了算，小人物无能为力。

　　☐ 11a.我制订计划时，就几乎可以肯定能做到。

　　☐ 11b.反正很多事情都是碰运气，所以计划太长远也没有用。

　　☐ 12a.对我来说，得到自己想要的东西与运气没有什么关系。

　　☐ 12b.很多时候，我们决定要怎样做时，不如抛硬币算了。

　　☐ 13a.在我身上发生的事，是我自己的行为决定的。

　　☐ 13b.有时候，我觉得对人生的方向没有足够的控制。

　　以下各项各得1分：1a、2b、3b、4b、5a、6a、7a、8b、9b、10b、11b、12b、13b，其余各项得0分。

　　控制点得分：＿＿＿＿＿＿

　　你的得分意味着什么

　　得分介于0—13之间。

　　高分意味着你是外控者。

　　低分意味着你是内控者，这对大脑健康更为有利。

　　把你的得分填入本章心态（下）"大脑健康目标：心态"中的问题5。

自我测评：抑郁

回答所有问题后，请翻到下一页，得出每个选择的分值，填入"得分"一栏。

勾选在过去一周最符合你的感受的方框。在过去一周……	极少/没有<1天	偶尔/有时1—2天	经常/一半时间3—4天	总是5—7天	得分
1. 平时不会让我感到困扰的事，也让我心烦意乱					
2. 我胃口差，不想吃东西					
3. 即使有家人帮忙，我还是摆脱不了闷闷不乐的心情					
4. 我觉得自己不比别人差					
5. 我难以集中精神做手头的事情					
6. 我感觉抑郁					
7. 我觉得所做的每件事都很费劲					
8. 我对未来怀有希望					
9. 我觉得自己的人生很失败					
10. 我感到恐惧					
11. 我睡不好					
12. 我感到快乐					
13. 我说话比平时少					
14. 我感觉孤独					
15. 别人对我不友好					
16. 我享受生活					
17. 我忍不住想哭					
18. 我感到悲伤					

勾选在过去一周最符合你的感受的方框。在过去一周……	极少/没有<1天	偶尔/有时1—2天	经常/一半时间3—4天	总是5—7天	得分
19.我觉得别人不喜欢我					
20.我总是提不起劲儿					
合计					

你的得分意味着什么

勾选在过去一周最符合你的感受的方框。在过去一周……	极少/没有<1天	偶尔/有时1—2天	经常/一半时间3—4天	总是5—7天
4、8、12和16	3	2	1	0
所有其他项目	0	1	2	3

把所有项目相加，得出你的总分＿＿＿＿＿

得分16或以上被视为抑郁[①]，但必须重申的是，这并不是诊断工具。如果你担心自己可能患上了抑郁症，无论得分多少，都应该尽快寻求帮助。

把你的得分填入本章心态（下）"大脑健康目标：心态"中的问题4。

对老化的心态

我们都知道老化是什么，对吧？真的知道吗？我们确实很熟悉老化的外部特征，例如白发和皱纹。即使我们自己还没有出现这些特征，

———————————

① 抑郁：根据流调中心抑郁量表。——作者注

但面对铺天盖地的广告宣传，我们想不知道都不行，至少会知道购买哪些产品，可以防止或遮掩老了以后这些讨厌的"糟糕"特征！

实际年龄

要说在西方国家，我们痴迷于计算年龄，还算是轻描淡写了。老化真的只是距离你出生过了多久吗？还是关系到你的实际年龄？一些生活体验和生活选择可能让你的生理年龄大于或小于实际年龄。这意味着受到多项因素的影响，你的身体（包括大脑）年龄可能大于或小于你的岁数，这些因素包括你是否吸烟、锻炼或健康饮食。

老化只是疾病吗

或许比起我们的实际年龄，我们的健康状况与老化更加相关？在一生中，我们通常会受到多次感染并存活下来，而随着年龄的增长，我们患上疾病和慢性病的风险会有所增加。老化是不是只是疾病、疾病的累积影响或者疾病的风险加大呢？如果是这样的话，那岂不是意味着，我们在做出影响健康和疾病风险因素的选择时，至少对老化过程有一定的控制？

角　色

或许我们在谈到老化时，说的其实是在社会中扮演角色的变化。走过人生的不同阶段，我们扮演的角色会发生变化，社会期望我们的行为和获得的待遇与这些角色相称。我们从嗷嗷待哺的小宝宝，成长为学生，然后是员工，或许会做老板，为人父母、叔叔婶婶、祖父祖母，等等。对于社会中的许多角色来说，对年龄都有一定期望。例如，我们期望运动员一般是不到30岁的，而高等法院法官的年龄是运动员的两倍。

限 制

社会经常设定了人为的年龄限制，阻碍人们从事某些活动，或者强迫他们停止某些活动。视乎国家或文化而定，你可能必须年满16周岁、17周岁、18周岁或21周岁，才有结婚、投票、做爱或喝酒的法定权利。退休是与年龄息息相关的概念，许多人在年满65周岁时，还是完全有能力继续工作，但就是由于奥托·冯·俾斯麦（Otto von Bismarck）在1883年规定的退休年龄，就必须停止工作。

期望和体验

我们的责任和价值感也会随着社会角色发生变化，而这又会影响到我们的思维方式。其实，老化是不是关系到符合社会期望呢？我们表现得比自己的真正年龄老吗？我们是不是为了符合社会期望，放轻松、慢慢来，而实际上，我们不仅能做到更多，而且在退休几个月之后，会非常珍惜为社会做出贡献、觉得自己有用的机会呢！

那么，我们说的老化，究竟是什么呢？

大概以上皆是。老化不是65周岁突然发生的事情，是你一辈子持续不断的过程。你是怎样老化的，取决于许多因素，有些不受你控制，而有些是完全在你控制范围内的。我们老化的方式各有不同。

老化过程受到许多因素影响，包括病史、基因遗传、我们生活所在的社会、我们的人生经验和接触的事物、我们对自己的看法，甚至是对老化的心态。由于动态因素之间的相互作用，不是每个人的老化过程都遵循相同的轨迹。这意味着许多因素都会影响到老化的轨迹，例如你母亲的饮食、你呼吸空气的质量、端粒（染色体末端起到保护作用的一小段DNA）长度，甚至是对老化持积极还是消极的看法。

更长寿

为了了解为什么有些人比其他人更健康、更长寿，科学家经常把注意力转向SNP（单核苷酸多态性，发音为"snips"），这就像你遗传密码中的印刷错误或打字错误。

这些DNA序列中的小错误会造成人与人之间的生物差异，改变基因蛋白质的配方，而这些差异又会影响到一个人的寿命、外表、健康和疾病易感性。

在百岁老人身上，与长寿相关的SNP与阿尔茨海默病和心脏病呈负相关。这意味着当一个老年人没有患上心脏病和阿尔茨海默病，很可能是由于不存在相关风险因素，而不是长寿基因的功劳。

你的生活方式、你选择吃的东西和接触的毒素（包括滥用药物和尼古丁等兴奋剂）都会影响到你的寿命，你会有多少年保持健康，也可能影响到痴呆症等神经退行性疾病的发展。

有赖于科学进步，我们现在活得更长了。人们的行为发生了翻天覆地的变化，可促进健康，降低早逝的发生率。但我们不仅希望活得更长，还希望在多活的时间里保持良好的健康状况，最好是拥有充分的心智能力。到80岁还没患上慢性病，是相对罕见的现象，但这与负责认知表现的SNP相关，这开启了大脑健康和认知实际上决定了健康老化的可能性。

看法的力量

当然，你的岁数是老化的一个因素，但我想要强调的是，这不是唯一的因素。每个人都是独一无二的，我们的个人经历、遗传、文化、体验、生活选择和心态，都左右着大脑老化的方式。

这意味着在一定程度上，我们可以控制自己老化的方式，因此，我觉得这给予了个人很大的力量。

当然，你无法控制自己的基因遗传或改变自己过往的人生经历，但可以改变自己今天的思维方式，从而塑造自己的未来。只要简单地改变对老化本身的心态，就会受益匪浅。例如，积极看待老化，会让你延年益寿几年。**那些对自己变老持积极看法的人，平均寿命比态度消极者多了7.5年！**光是改变心态，就可以带来这么大的好处。做下列自我测评，你会了解自己对老化是持积极的还是消极的心态。

自我测评：对老化的心态

对于下列各项陈述，你在多大程度上同意？请填入对应的得分。其中：

SD = 强烈不同意；D = 不同意；N = 不是同意，也不是不同意；A = 同意；SA = 强烈同意

	陈述	SD (1)	D (2)	N (3)	A (4)	SA (5)
1	年事渐高是一种荣幸					
2	年事渐高有许多愉快的方面					
3	晚年是令人抑郁的人生阶段					
4	我觉得自己不老					
5	我主要把晚年看作失落的时光					
6	我的精力比原以为这个年龄段应有的更加旺盛					
7	随着年龄的增长，我觉得更难交上新朋友					
8	我觉得把人生的智慧传授给下一代，是非常重要的					
9	我想给年轻人树立良好的榜样					
10	由于年纪大了，我觉得有很多事情都无法参与					
11	我的健康状况比原以为这个年龄段应有的更好					
12	我锻炼健身，尽量过着活跃的生活					

你的得分意味着什么

最重要的是，不要把所有得分相加。这份问卷没有总分，而是分为三个不同的部分：心理缺失、心理成长和身体变化。

计算你每个分类的得分：

心理缺失：把项目3 + 5 + 7 + 10相加。心理缺失得分_____

心理成长：把项目1 + 2 + 8 + 9相加。心理成长得分_____

身体变化：把项目4 + 6 + 11 + 12相加。身体变化得分_____

由于问卷每个项目的得分介于1—5之间，每个分类的最高总分是20。

心理缺失得分高，显示心态消极。

健康人士的心理缺失、心理成长和身体变化平均得分分别是9、14

和14，这是非常粗略的指引。

如果你想知道对老化持"积极"心态是怎样的，那就是心理成长和身体变化得分高，心理缺失得分低。从全球各地多项不同研究取得的证据显示，抑郁程度、当一个人生病或者认为自己的健康状况欠佳，都会对心理缺失得分（以及在一定程度上，身体变化得分）产生负面影响。

把你的得分填入本章心态（下）"大脑健康目标：心态"中的问题3。

我们对老化的刻板印象会改变我们的行为，这会对我们的大脑健康产生影响。我们的成见可能产生影响，让我们的行为去迎合"老年人应该怎样做"的印象，停止某些有益的活动，例如进行刺激脑力的消遣活动、锻炼身体或迎接新挑战，而这些活动本来会有助于保护我们免受疾病以及认知和身体功能减退的影响。

我们从小时候起，就开始内化①对老化的刻板印象。早在4岁时，孩子们就可以从一堆照片中选出年纪最大的人，也会从老年人联想到无助、被动和缺乏自理能力。这意味着在出生后的头几年里，我们就学习和无意识地同化了对老化的刻板印象。这些刻板印象在成年时期得到强化，随着年龄的增长，形成自我刻板印象，最终，我们会根据内化的刻板印象行事。这不是什么好事，因为许多成年人都把老化看作心智功能减退的代名词。

这样看来，或许我们谈到老化时，其实说的是心理的老化：我们是怎样看待自己的，以及别人是怎样看待我们的。

---

① 内化是指个人把别人的或外在社会的观念、态度、价值标准等慢慢转化成自己的观念、态度、价值标准，最终变成自己内在的心理特质或人格特质的一部分。——译者注

我们对老化的心态会产生重大影响，光是改变老年人对老化的看法，变得更加积极，就可以提升身体功能，效果相当于长达6个月的锻炼计划！

老当益智，老当益乐

我们的社会对待老化的态度太过消极，我觉得有必要让大家认识到，年龄增长并不意味着一味的颓丧。首先，随着年龄的增长，人们的幸福感会逐渐提升。老年人比中年人和年轻人更加幸福。诚然，到了很老的年龄，幸福感会有所下降，但也不会下降到青年期不幸福的水平。这可能是因为随着年龄增长，我们确实更加幸福，也可能是因为老年人更善于合成幸福感[①]。

生活可能教育了我们，积极看待问题是有好处的。另外一种可能是，走过了大半辈子，我们更懂得专注于对自己最重要的事情，而不再浪费宝贵的时间，纠缠于鸡毛蒜皮、不会为生活带来多大价值的琐事。随着年龄的增长，我们对时间的看法会发生变化，更懂得珍惜宝贵的时间，于是会做出丰富自己情绪体验的选择，由此感到更加幸福。

随着年龄的增长，我们的担忧、压力和愤怒也会减少。还有许多其他事情是随着年龄的增长渐入佳境的。老年人更善于解决冲突，这可能是因为随着人生经验的积累，知识、智慧和专业知识会更加丰富，因此，老年人更懂得从不同角度看待一个问题，更善于预测接下来可能会发生什么事，更愿意寻求妥协。

---

① 所谓"合成幸福感"，是指我们会说服自己喜欢我们所选择的，厌恶我们所拒绝的。——译者注

灵光一现

你的大脑是由一系列交互网络组成的。你跟朋友聊天时，会积极调动其中几个网络。脑额叶的网络会让你注意到朋友在说什么，加工信息，再予以回应。当你走神时，或者不是主动专注于一项任务时，称为"默认网络"的脑区会变得更加活跃。

你反思自己感觉（例如你是否快乐）的能力与这个默认网络相关。如果我想测量你的默认网络，我会让你戴上脑电帽，叫你闭上眼睛，不去想特定的事情，记录你的脑电活动。

你可能没料到，在这种做白日梦的状态下，你的脑电活动比主动注意时更加活跃。我们认为，见解、解决问题和创意来源于这个静息态网络与大脑执行网络之间的交互作用。

你肯定有过灵光一现的时刻，突然萌生了一个绝佳的创意，或者突然想出了一个问题的解决方案，就像阿基米德洗澡时灵机一动，大喊一声"尤里卡"（"我想出来了"）[①]。你脑中之所以浮现这个创意或解决方案，是因为这个网络探查你的长时记忆，在你的人生经验和接触的事物组成的阿拉丁"奇迹洞穴"中找到关联。这个信息网可能帮助你解决手头的问题，或者让你领悟到自己的幸福，或萌生创意和新想法。

你要做出重大决定时，肯定会有人叫你睡一觉醒来再决定。这是

---

① 相传，叙拉古赫农王让工匠替他做了一项纯金的王冠，做好后，国王疑心工匠在金冠中掺了假，命阿基米德鉴定。阿基米德苦思冥想，不得要领，最后在公共澡堂里洗澡时想出了办法，大喊了一声"尤里卡"。——译者注

有神经科学依据的。语义记忆是指你对这个世界的一般认识，这是你从人生经验中积累和总结出来的。大脑中的这种知识可以支持你运用语言，进行社交活动，回顾过去和展望未来。

一生中，你在大脑中积累了丰富的信息，因此，加入与手头问题相关的信息，慢慢酝酿，你的大脑会在语义网络中找到神奇的原料。好好睡一觉，第二天早上醒来，你的大脑往往就找到了解决方案。

智慧是年龄和经验给我们的最好的礼物之一。

不假思索：微笑吧，微笑免费、简单，又能促进大脑健康。

损害大脑：对老化持消极心态，你的大脑会怎样

在西方社会，许多人对老化持消极心态。这也并不奇怪，毕竟，我们接触了太多有关老化的负面信息。除了随处可见的把年老与缺乏吸引力画等号的广告之外，社会还给老年人贴上了健忘、依赖性强、无助和无用的标签。事实上，大多数老年人是自给自足的，拥有丰富的经验、时间和才华，可以为社会做出很多贡献。

在娱乐圈，老年人即使出现，也经常是讽刺的对象，描绘出来的形象往往是依赖性强、孤独、讨厌的人，身体和心理有诸多疾病，这种刻板印象会引起年龄歧视，是对多元化的漠视。我们不能对所有的老年人一概而论。事实上，老年人口比年轻人口更加复杂、更加多元化，主要是因为他们活了更长时间，有更多机会拓展多元化的生活体验。

随着年龄的增长，对老年人的负面刻板印象和负面看法会对我们产生切实的影响。年纪大了以后，我们的就业前景会变得更差，更有可能在社会情境中被排斥，令人震惊的是，即使在治疗有效的情况下，老年人也比年轻人更少接受治疗。

不幸的是，负面刻板印象并不是船过水无痕。我们会吸收和内化这些刻板印象，一旦我们以这样的眼光看待自己，就可能会限制自己在工作和生活中的角色和期望，加快老化过程，对健康（包括大脑健康）产生负面影响。对自己持消极看法，也可能影响到我们的幸福感、心情、信心和身体能力。

我们对老化持怎样的看法，会产生重大影响。50岁以上的人，如果对老化有负面看法，思维敏锐度会随之下降。在研究情境中，如果在研究人员的触发下，老年人对自己老化持负面看法，认知功能会立即减退。解释一下，这里的触发可能只是使用对老化有负面刻板印象的词语（例如老态龙钟、依赖性强、无能）。令人不安的是，一项研究显示，认知功能正常的老年人若是在研究人员的触发下，对自己的年龄产生负面看法，会导致其认知功能减退，跌至低于痴呆症检测分界线的水平。分界线得分就像考试及格线：高于分界线被视为处于正常范围内，低于分界线被视为痴呆症的迹象。

你怎样看待自己的年龄，甚至会影响到自己的记忆表现。这意味着，把自己归类为老年人、预计记忆力会随着年龄增长而下降的人，真的会在记忆力测试中表现更差。对老化持负面看法的人，不仅会失去思维敏锐度，而且往往会慢慢退出社会活动，考虑到社会联系的重要性，这不利于大脑健康。

人到晚年，有些老年人会变得身体虚弱，体重减轻，肌肉力量减弱，步速放缓，缺乏身体活动，容易感觉筋疲力尽。体弱也与多种健康问题的风险相关，会加大痴呆症风险。体弱的人如果对老化持负面看法，心智功能会比体质不弱的人更差。但好消息是，体弱的人如果对老化持正面看法，心智功能会与体质不弱的人持平。

留意好消息

对于老化和任何事情，坏的刻板印象总是比好印象更快形成，更难消除。我们更容易注意到生活中的坏事，而不是好事。小时候参加拼写测验，我们看到拼错的单词旁边红色的"×"，受到的影响会比看到拼对的单词旁边的"√"更大。我们很少会忘记批评、丢钱或与朋友断交。健康状况欠佳比健康状况良好对我们幸福感的影响更大。一般而言，比起正面的事件和体验，负面的事件和体验往往会对我们产生更大影响。

我们似乎天生倾向于注意或更注重负面信息。从进化的角度来说，这有利于生存；留意坏事让我们在面对威胁和危险时更容易生存下来。为了确保生存，我们需要迫切关注可能产生不良结果的情况，快速采取行动。

如果忽略了潜在的良好结果，可能会留下错失良机的遗憾；可是，如果忽略了潜在的不良结果，却可能会使我们受伤、生病或死亡。我们的大脑对坏事的认知加工也比好事更加彻底，需要确保我们保留有关"坏"事的信息，以尽量避免重蹈覆辙。

我们的进化史决定了，人脑会自动把坏消息放在更优先处理的位置。你的大脑并未建立留意好消息的机制，因此，你需要有意识地努力留意自己遇到的好事。耐人寻味的是，思维最敏锐的老年人会倾向于注意和记忆正面信息，而不是负面信息。培养稍微偏向乐观又不失务实的心态，可以带来许多好处，包括降低患上临床抑郁症的概率，增强免疫系统，更能适应挑战，以及更加长寿。

> **不假思索**：抑制对自己年龄和智力的负面看法。

总 结

- 看到一张微笑的脸，我们会感觉收获了奖赏。

- 神经递质多巴胺在控制大脑奖赏中枢和愉快中枢方面扮演着关键的角色。

- 社交互动会增加神经活动，促进新神经元的生长。

- 当你展开笑脸，露出雪白的牙齿，大脑会产生愉悦感，释放多巴胺、血清素和内啡肽。微笑会激活大脑的奖赏回路，让你感到更加快乐。

- 微笑会释放出血清素，是天然的抗抑郁药，而内啡肽则是天然的止痛药。

- 微笑会让你感到快乐和放松；会释放降血压的激素，促进大脑健康；会提高免疫功能，保护你少受压力、抑郁和焦虑的影响。

- 微笑不仅是心情好的结果，还可以带来好心情。

- 一些生活体验和生活选择可能让你的生理年龄大于或小于实际年龄。

- 你的老化方式受到许多因素影响，其中一些是在你控制范围内的。

- 那些对自己变老持积极看法的人，平均寿命比态度消极者多了7.5年！

- 老年人比中年人和年轻人更加幸福。

- 随着年龄的增长，我们的担忧、压力和愤怒也会减少。

- 放松下来，让你的默认网络解决问题，萌生绝佳的创意。

- 智慧是年龄和经验给我们最好的礼物之一。

- 一旦我们以负面的刻板印象看待自己，就可能会限制自己的角色和期望，加快老化过程。

- 50岁以上的人，如果对老化有负面看法，思维敏锐度会随之下降。

- 你怎样看待自己的年龄，会影响到自己的记忆表现。

- 思维最敏锐的老年人会倾向于注意和记忆正面信息，而不是负面信息。

调整心态的10个实用贴士

你的心态真的会对老化方式产生影响。多微笑，培养乐观精神，调整心态，不仅会促进大脑健康，还会带来全方位的好处。

调整心态的10个实用贴士

1. 调整对变老的心态

2. 常怀感恩之心

3. 优雅老去

4. 培养乐观精神

5. 为人生做主

6. 以老年模范为榜样

7. 禁用"年老忘事"的说法

8. 酝酿

9. 采取行动，消除年龄歧视

10. 微笑

1.调整对变老的心态

小心自己说的话，不要说"想当年"或"我年轻力壮时"这样的话，改用更积极的表达。不要说自己不如年轻的时候，而是考虑更简单的说法，例如"我20多岁时……"

为自己的年龄增长感到自豪。积极看待，记住年纪大了，也意味着更有智慧、更幸福。认识到大多数老年人都过着幸福和独立的生活。与媒体渲染的印象相反，65岁以上的老年人中，只有5%住在养老院或其他辅助生活机构。

小心自己的偏见，质疑自己是否根据年龄对自己或他人的能力做了假设。

2. 常怀感恩之心

写感恩日志。养成习惯，每天写下一件为之感恩的事情。这会帮助你抗衡大脑注意坏事的天然倾向，专注于生活中积极的方面。即使生活似乎一片灰暗，只要规定自己每天写下一件好事，就会帮助你意识到，虽然自己有时会遇到坏事，但总是有一些事情是值得感恩的。

当生活艰难曲折，我以为自己再也应付不了时，我会强迫自己每天写下一件好事，帮助我放开眼界。现在事情是不尽如人意，但没理由一味沉溺于悲惨之中。我有手有脚，有吃有喝，能听见，能看见……

你懂的。这听起来有点说教，但切实可行，确实有效。试试看吧。感恩日志是训练自己积极看待未来的简单方式，迫使自己专注于生活的积极方面，这又会提高大脑的血清素水平。血清素会影响到多巴胺，而多巴胺会让你感觉良好，当你感觉良好，多半也会感到快乐。

又或者，每天至少向一个人发一封感谢电邮，或者表达一下自己的感激之情。说"谢谢"不只是礼貌，还可以让你更加快乐。感激之情会激活你大脑中释放多巴胺的脑区。对公交司机、办公室清洁工或帮你扶着门的路人说声谢谢，会增加你多巴胺回路中的活动，让你从社交互动中获得更大享受。

施与也是好事。付出时间，向人伸出援手。为别人着想，帮助别人，可以给自己充电。

3. 优雅老去

随着年龄的增长，你和你的大脑能否保持健康，受到许多因素的影响。你做出的选择会影响到身体和大脑细胞运作、修复和生存的方式。管理好健康，与社区保持联系，持续参与个人发展活动，可以提高你优雅老去的概率。你从生活中有何收获，以及随着年龄的增长能否保持健康，在很大程度上取决于你对生活的投入。

改变自己看待变老的角度，从一个发生在自己身上的被动过程，改为你可以施加不少控制的主动过程。投资未来，年龄不是障碍。锻炼身体，做出健康的选择，继续为社会做出贡献。培养自己的才华，不断学习，培养新技能和能力。继续学习，继续成长，继续设定目标。即使长出了皱纹，也要努力实现目标。

4.培养乐观精神

有些人有乐观—悲观的"设定点"，总是倾向于极端乐观或极端悲观。当你怀有健康的乐观精神，加上务实的态度，真的可以为健康带来好处；但我们也要认识到，乐观和悲观都是大脑进化的结果。培养乐观精神是有好处的，但我们并不是要完全消除悲观态度。

在乐观与悲观之间取得良好的平衡，是成功驾驭这个世界的关键，让你迎难而上而不鲁莽，从逆境中学习，而不是被打垮和失去动力。成本效益分析可以帮助你在任何特定情况下，决定是否应该怀有乐观精神。在事关重大时，乐观精神未必是上上之策。在危险情况下，有点悲观可能有助于拯救你的生命、婚姻或职业生涯。

如果你天生不是乐观的人，别担心，这是可以学习的。只是需要你有意识、用心地付出努力，这涉及大脑左半球。

你的观点是可以训练的。意识到自己在什么时候持消极看法，努力专注于积极的方面，重新评估。这时，你的大脑左半球会被激活。意识到你脑海中的声音。你在用什么故事"解释"生活中的事件？问一下自己，是不是过于悲观了。你是不是把暂时性的现象当作永久性的？是不是把事情灾难化了？是不是一味责怪自己，而没有考虑到所有其他原因？检查自己的想法，努力有意识地提炼想法，以更积极的眼光看待问题。

5. 为人生做主

你可以注意自己的用词，认识到自己可以做出选择，由此改变自己的心态和掌控感。每当你听见自己说"我别无选择"，质疑这一点。你穷尽所有选择了吗？你真的别无选择吗？你可以集思广益，咨询别人的意见。有时候，我们可以控制的比我们意识到的更多。即使是"霍布森选择①"，也要选择对你最好的。即使选择有限，你也可以换个提法，从"我别无选择"改为"我不喜欢自己的选择，但我会做x、y和z，因为这符合我的最佳利益"，就会帮助你接受或改变情况。

虽然生活中许多事情确实不受我们控制，但通过调整心态，可以帮助我们更好地应对，腾出精力专注于可以控制的方面。实事求是地评估有什么是你可以控制的、有什么是你无法控制的，加上持内控者心态，会让你充满力量，大胆地设定目标，迎接挑战，从而改善生活质量和大脑健康。

---

① 英国商人霍布森从事马匹生意，只允许顾客在马圈的出口处选马。而马圈只有一个小门，高头大马出不去，出去的都是小马、瘦马。后人把没有选择余地的所谓"选择"，称为"霍布森选择"。——译者注

6. 以老年模范为榜样

乐观、坚韧和毅力是"超级老者"的特征，许多超级老者都抱着永不言败的心态，需要掌控感。我们的媒体和社会中充满了年龄歧视的刻板印象，老年人缺乏存在感，这意味着我们需要格外努力，才能找到大脑健康的超级老者做榜样，但他们确实存在。

乔·韦塞尔斯基（Joe Veselsky）98岁，是我们大学最老的学生。我第一次见到他时，就感到满心欢喜。他为人有趣、好玩，也让人很是敬慕。他不肯坐电梯，逼得我跟他一起爬几层楼梯。在我主持的活动中，他中途要提前离开，为的是赶着去听课，这实在是太棒了。我有幸在社区中工作，经常跟老年人打交道，所以时常受到启发。

在公共领域的无数学科中，都可以找到大器晚成和大脑健康的老年人。聊举几个例子，意大利神经学家丽塔·列维-蒙塔尔奇尼（Rita Levi-Montalcini）荣膺诺贝尔生理学或医学奖，一直在实验室工作到100岁之后，增进了我们对痴呆症的认识。法国女性让娜·卡尔芒（Jeanne Calment）终年122岁，在"正常"的预期寿命过后几十年里，仍然保持敏锐的大脑。即使耳朵和眼睛不好使了，她在接待记者和访客时，还是妙趣横生。大卫·爱登堡爵士（Sir David Attenborough）是我最喜欢的播音员之一，最近在92岁高龄时，主持了一个讲解野生动物的电视节目。时尚大咖艾瑞斯·阿普菲尔（Iris Apfel）最近成为最高龄的芭比娃娃原型！

米开朗基罗（Michelangelo）以其绘画和雕塑改变了艺术界，而他最伟大的一些作品是在70岁之后创作的。米开朗基罗在88岁时，绘出了宏伟的天使与殉教者圣母大殿（Santa Maria degli Angeli e dei Martiri）教堂的建筑施工图。弗兰克·劳埃德·赖特（Frank Lloyd Wright）在89岁时，完成了纽约古根海姆博物馆（Guggenheim Museum）的设计，在1959年逝世之前一直坚持教书。美国民间艺术家摩西奶奶（Grandma Moses）在76岁时，开启了25年的绘画生涯。可可·香奈儿（Coco Chanel）在85岁时，还执掌时尚设计公司；而阿道夫·朱克（Adolph Zukor）在91岁时，担任派拉蒙影业公司（Paramount Pictures）主席。威尔第（Verdi）在70多岁时，还创作出《奥赛罗》（Othello）和《法斯塔夫》（Falstaff）这样的歌剧巨作。丘吉尔（Churchill）、歌德（Goethe）、萧伯纳（Shaw）、毛姆（Maugham）和托尔斯泰（Tolstoy）都曾在80多岁时撰写文学作品。埃德娜·奥布赖恩（Edna O'Brien）在87岁时还在写作小说，黛安娜·阿西尔（Diana Athill）在100岁时着手撰写新的文学作品。

在英国，退休牙科医生、《年龄只是数字》（Age is Just a Number）的作者查尔斯·尤格斯特（Charles Eugster）在87岁时开始健美，在95岁时开始短跑，成为同年龄组世界冠军。欧内斯廷·谢泼德（Ernistine Shepherd）（82岁）在56岁时开始健身，被收入《吉尼斯世界纪录大全》，获得"世界上最年长的女健美选手"称号。在纽约市，唐·波臣-林奇（Tao Porchon-Lynch）（99岁）在93岁时，被认定为世界上最年长的瑜伽教练。在漫长而又精彩纷呈的职业生涯中，她曾担任时尚模特、演员、电影监制、电视台高管和出版商。她也参加交谊舞比赛，在2015年现身《美国达人》（America's Got Talent）。她的格言是"没有什么事是你不能做的"。

7. 禁用"年老忘事"的说法

在20世纪90年代末，"年老忘事"（senior moment）这个说法出现了，用于描述突然暂时失去记忆或其他认知功能的现象，这个说法有年龄歧视之嫌，却受到社会接纳。65岁以上的人若是被人提醒年龄与认知功能减退之间的关系，在记忆测试中表现更差。即使是中年晚期的人，如果被人隐晦地提醒年龄与认知功能减退之间的关系，也会在记忆测试中表现欠佳。这些研究结果证明，即使是错误的成见，也会对我们的实际功能产生影响。

所以，不要自我解嘲地开玩笑说自己"年老忘事"，而是要记住，认知功能减退并不是无可避免的。如果你无意识或潜意识地接受了认知功能减退是无可避免的，甚至只是开玩笑说自己"年老忘事"，你就可能陷入"负反馈环"，使得这个自证预言①成真。

8. 酝酿

如果一个问题不必今天解决，一个决策不必马上做出，就不要硬来。在脑中酝酿一下信息。让你神奇的大脑无意识的部分为你找出解决方案。让你的默认网络运作吧。有多少次，你在前一天绞尽脑汁，也想不出问题的解决方案，可是一觉醒来就想到了呢？有多少次，你在前一天快速做了决定，可是一觉醒来就意识到那不是最明智的决策呢？

---

① 自证预言是一种在心理学上常见的症状，意指人会不自觉地按已知的预言来行事，最终令预言发生。——译者注

有时候，光是睡一觉还不够，所以，相信你的默认网络在背景中运作，任其酝酿和运作，探究你的语义网络（编码了你的体验的不同脑区）。创意活动也是同样的道理，花时间让"脑之汤"的网络酝酿一下，你的创意和见解会更有滋味。

有时候，你脑中千头万绪，纷乱繁杂，所以需要给自己一点休息时间，放松一下，给自己的默认网络运作的空间。

9. 采取行动，消除年龄歧视

要带来重大改变，需要许多人齐心协力，一起做一些小事。年龄歧视在我们的社会中根深蒂固，我个人认为，要消除年龄歧视，唯一的方法是每个人都承担起责任，一点一滴地消除。我的建议是：

· 下一次，你参加社交聚会时，特意跟比你至少大/小20岁的人打交道。聊天时，检查自己是否存在偏见，抛开偏见，抱着开放的态度，愿意去深入了解一个人，而不只是看到对方的年龄。

· 挑战负面的刻板印象。下一次遇到年龄歧视时，给报纸、电视节目或广告商写一封信或电邮。有些老年人确实会变得虚弱、依赖性强，但这个比例远低于媒体所宣扬的。身为社会的一员，我们应该敦促媒体认清现实，更准确地描绘老年人。

· 努力了解一个人，而不是只看到对方的年龄。记住，年龄歧视是双向的，所以，小心不要对年轻人怀有刻板印象。

· 遇到年龄歧视时，要大胆地指出来，鼓起勇气。你不必采取对抗的态度，可以十分温和而礼貌地指出为什么某些行为是年龄歧视。

10. 微笑

最后，我最喜欢的促进大脑健康的贴士是微笑。微笑是免费的，可促进大脑健康。微笑可以刺激新脑细胞的生成，鼓励与学习和记忆相关的脑区发生变化。微笑会使你的大脑更加灵活、更有韧性，更能应对压力带来的挑战。

微笑可以释放让你感觉良好的激素，降低血压，会提高免疫功能，保护你少受压力、抑郁和焦虑的影响。在你不快乐的时候，光是做出微笑这个简单的动作，就可以向你的大脑传递信息，让你变得快乐。

至少每天微笑5次，即使你不想笑，尤其是在你不想笑的时候，更要这样做。每天一早起床和睡觉之前，都微笑一下。每天至少跟别人分享一个微笑，传播快乐和健康的好处。微笑有感染性，可以让人大笑起来，这是天然的解压良方。

另外两个微笑，你喜欢怎样都行。

· · 心 态 · ·

（下）

目 标 — 行 动 计 划 — 个 人 档 案

为心态设定目标，制订行动计划，建立自己的个人档案。

大脑健康目标：心态

回答下列问题，可以帮助你设定调整心态的目标，促进大脑健康。你会在本书末尾找到填妥的样本。

问题1：乐观—悲观

根据"自我测评：生活倾向问卷"的得分，我：

☐ 比一般人更加乐观

☐ 不如一般人乐观

☐ 大致处于平均水平

心态目标1

我想培养更乐观的生活态度 ☐

我想抑制自己的乐观程度，采取更务实的态度 ☐

无需采取行动：我的乐观程度处于健康水平 ☐

问题2：快乐

我的"自我测评：快乐"得分是＿＿＿＿＿＿，这显示我：

☐ 比一般人更加快乐

☐ 不如一般人快乐

☐ 大致处于平均水平

心态目标2

我想更加快乐 □

我想多微笑一些 □

我想多大笑一些 □

无需采取行动：我感到快乐 □

问题3：对老化的心态

根据"自我测评：对老化的心态"，回答下列问题。

我对老化有积极的心态：是 □   否 □

心态目标3

我想挑战自己对老化的看法：是 □   否 □

我想对老化持更积极的心态：是 □   否 □

无需采取行动：我对老化有健康的心态 □

问题4：抑郁

我的"自我测评：抑郁"得分是＿＿＿＿＿＿。

我的得分显示，我可能处于抑郁状态：是 □   否 □

我的得分能够很好地反映我的感觉 □

我的得分不能很好地反映我的感觉 □

心态目标4

我想采取行动，让自己的心情变好：是 □　　否 □

无需采取行动：我心情很好，心态平衡 □

问题5：控制点

根据"自我测评：控制点"，我是：

□ 内控者

□ 外控者

心态目标5

我想成为内控者 □

无需采取行动：我是内控者 □

使用你的"心态目标"中的信息，填妥下列表格，这可以帮助你描绘出目前的健康习惯，为需要改正的心态习惯排列优先次序。请勾选适用的方框，然后在下一页的"大脑健康行动计划表"中填写需要改正的项目。

	健康	需要改正	优先次序*
对老化的心态			
专注于生活中的积极方面			
对生活中的积极方面怀有感恩之心			
设定目标			
积极控制自己变老的方式			
培养乐观精神			
掌控感			
积极做出选择			
选择用词			
采取行动，消除年龄歧视			
微笑			
其他			

* 高、中或低。

大脑健康行动计划表：心态

在下面表格的"大脑健康行动"一栏，填写你在上面表格中"需要改正"的心态习惯。请说明有关行动是可以在短期内相对轻松达成的（速效），还是需要更多时间和精力才能达成的（长期）。你刚看过的10个贴士，应该可以帮助你把每一项行动分解为切实可行的步骤。请按照你想要处理的顺序，排列行动的优先次序（1＝最先处理）。

大脑健康行动	次序	步骤	速效	长期

个人档案：心态

　　使用你在"大脑健康目标：心态"一节中的得分作为指引，填妥下列表格。说明你的得分是属于健康、介于两者之间还是不健康。由此出发，你可以判断你目前的行为模式是有利于大脑健康的资产，还是可能损害大脑健康、使你容易在晚年罹患痴呆症的风险。最后，说明你想要改正、改进或维持的方面，排列优先次序，加入你的大脑健康计划（见第九章）。

方面	健康	介于两者之间	不健康	资产	风险	维持	改进	改正	优先次序
乐观									
快乐、微笑和大笑									
对变老的心态									

方面	健康	介于两者之间	不健康	资产	风险	维持	改进	改正	优先次序
心情									
控制点									
合计									

年轻大脑100天（第31—32天）

计划第31—32天：调整心态

现在，你清楚了解自己的心态、个人目标，以及为了促进大脑健康所需做出的调整。你会把心态档案与在完成这个计划的过程中会建立的其他档案结合起来，建立你的大脑整体健康档案（见第九章）。你还会选择至少一项调整心态的行动，加入你的大脑整体健康计划。

100天日记

你可以在本书末尾的"100天日记"中，记录你为了实现计划目标所采取的步骤。例如：

· 我监督自己的想法，努力把一些消极想法转变为积极想法。

· 我买了自己喜欢的上衣，而不是觉得最符合自己年龄的上衣。

· 我开始写感恩日志。

· 我今天微笑了5次。

你还可以在"100天日记"中记录你的健康习惯，予以庆祝。

第九章

制订量身打造的
大脑健康计划

你需要养成有利于大脑健康的日常习惯。每天做一点一滴的小事，就可以带来重大变化。

在日常生活中，只要对生活方式做出重要的改变，参加有益的活动，改变心态，你就可以轻松地保护大脑功能，延缓大脑老化，降低痴呆症风险。

能够生存下来的物种不是最强
的，也不是最聪明的，而是最
能适应变化的。

——查尔斯·达尔文
（Charles Darwin）

恭喜你看到这里，现在，你已经准备好制定自己量身打造的大脑
健康投资策略。你现在知道，在日常生活中，只要对生活方式做出重
要的改变和参加有益的活动，你就可以轻松地降低风险或提供保护。

你现在知道，今天投资时间促进大脑健康，可以延长大脑寿命，保
护大脑日后延缓功能减退，少受疾病影响，因此，你需要养成有利于大
脑健康的日常习惯。每天做一点一滴的小事，就可以带来重大变化。

如果你在计划中的行动，关系到对你来说至关重要、与你的生活
息息相关的事情，那么，你成功的概率会更大。扪心自问，你为什么
想要促进大脑健康？是因为你想要在家里独立生活吗？或许是因为你
想要继续为所在社区作出重大贡献，或者想要在孩子或孙子孙女的生
活中扮演积极的角色？或许是因为你想要维持完整的认知能力，能够
与对你最重要的人说说笑笑，分享人生智慧？无论是出于什么理由，
在制订和实施计划时，都要铭记于心。

看了这本书，你就走出了非常重要的一步：增进对神经科学、痴

呆症风险和投资大脑健康机会的认识。通过自我测评，你可以了解到自己、自己目前的习惯、资产和风险，这些都是重要的信息。现在，你要利用这些个人信息，如实建立自己的大脑健康档案，以此制订初步的大脑健康计划以及长远的大脑健康投资策略，以尽量降低痴呆症风险，提高投资回报率。

你的大脑是独一无二的，是由你为之提供的体验和对其提出的要求塑造而成的，因此，对于大脑健康，"一刀切"的计划是不奏效的。你需要根据个人目标、目前的大脑健康状况、时间表（年龄、人生阶段），以及现有和能够改变多少风险因素，来建立有利于大脑健康的投资组合。

制订计划时，请记住多元化的重要性。除了在睡眠、压力管理、社交、脑力活动、心脏健康、身体活动和心态之间分散投资，你还需要在这些投资内分散投资（例如身体活动——有氧运动、肌肉强化、平衡和少坐）。

记住，大脑健康是长线投资。本书帮助你制订的大脑健康计划，是长远策略的第一步，也是十分重要的一步，旨在日复一日地促进大脑健康。定期回顾和更新你的档案和大脑健康计划，你可以追踪自己的进展，考虑情况的变化，评估是否需要进行"资产"组合再平衡，或者重新考虑某些具体投资。

这是有百利而无一害的。信心是成功的关键。制定策略，然后日复一日地实施策略。论及大脑健康，你完全有能力有意识地做出有利于大脑健康的选择，在日常生活中做出简单的变化，把"债务"转化为"资产"。

计划第33—34天：建立大脑健康档案和量身打造的大脑健康计划

大脑健康档案

请填妥下一页的大脑健康档案表格，概览你的大脑健康资产和风险，清晰了解你目前的大脑健康状况——这是你的大脑健康档案。

你会在本书末尾找到填妥的样本。

大脑健康计划

接下来，请填妥你的大脑健康计划。大脑健康计划的总体目标是在六项大脑健康因素的每一项（睡眠、压力、社交/脑力活动、心脏、锻炼身体和心态）中，增加资产，降低风险。

从第三章、第四章、第五章、第六章、第七章和第八章的行动计划中，为每个生活方式因素选择一个优先目标。

如果你认为切实可行的话，可以为每个生活方式因素纳入多于一个目标。如果你决定这样做，我建议你选择一个长期目标和一个速效目标，而不是两个长期目标。如果你有某个类别特别健康（例如，你能够很好地管理压力），你可以选择为某个改进空间更大的生活方式付出额外努力（例如锻炼身体）。

这是你自己的征程。你的大脑是独一无二的，因此，你的大脑健康计划对你来说也应该是独一无二的。

你会在本书末尾找到填妥的样本。

大脑健康档案

　　把你在第三章至第八章"个人档案"中的总分，填入相应一行，把每一栏的得分加总。你的总体目标是为每项生活方式因素增加资产，降低风险。你会在本书末尾找到填妥的样本。

方面	健康	介于两者之间	不健康	资产	风险	维持	改进	改正	优先次序
睡眠									
压力									
社交/脑力活动									
心脏									
锻炼身体									
心态									

大脑健康计划

　　你会在本书末尾找到填妥的样本。

类别	目标	行动	步骤	目标日期
睡眠				
压力				
社交/脑力活动				

类别	目标	行动	步骤	目标日期
心脏				
锻炼身体				
心态				

把计划付诸行动（第35—100天）

计划第35—100天：养成有利于大脑健康的习惯

为了在日常生活中养成有利于大脑健康的习惯，我预留了66天。当然，66天是养成习惯所需的平均时间，这也意味着，你要养成有利于大脑健康的习惯，其中某些行为需要少于66天，而某些行为需要更多时间。

养成一个新习惯需要多长时间，取决于多项因素，其中一些是由你和你想要杜绝和取代的行为决定的。有些行动会更容易实施，而有些行动会更难实施。

把眼光放长远——大脑健康是一辈子的事情。别想着一口气做出所有改变，为你想要改进的方面排好优先次序，在头100天重点攻克，直到养成自动自发的习惯为止。

要打破旧习惯，你一开始必须努力打破现有的行为模式，但当你日复一日地坚持重复新的行为，就会加强大脑中的联结，新训练的行为会渐渐成为你的新习惯。在你本来已经在做的常规活动中加入新的行为，或许可以帮助你坚持执行计划。

专注于某种行为，可以起到强化的效果。你要做的是专注于培养新行为，而不是把心思放在怎样抵制旧的行为。在脑中预演新习惯。光是想象新行为，就有助于养成新习惯。

当你养成了一项有利于大脑健康的新习惯，就可以回顾行动计划，选择一项新目标，加入持续实施的大脑整体健康计划。

追踪你的成果

使用下一页的表格，记录你的成果。迈向大脑健康的征程更像马拉松，而不是短跑，因此，为了保持动力，你需要一路记录自己的成果，记录为了实现目标而完成的每个步骤和行动。

如果你喜欢，你可以用Excel文档做记录，也可以拿传统的纸笔，记在笔记本或日记上。

或许你可以考虑撰写大脑健康博客，或者用"#大脑健康"做主题标签，在社交媒体分享自己的征程。

以这样的方法做盘点，可以帮助你把大脑健康融入日常活动。公开分享自己的打算和取得的进展，可以很好地激励自己，坚持做出正确的选择，鼓励自己在促进大脑健康的100天征程中，尽情发挥创新创意。

大脑健康成果记录

成果	实现日期	好处/评论

最后，请记住：

- 像每天爱护牙齿一样，每天爱护大脑健康。

- 你所做的一切都需要大脑，所以大脑健康很重要。

- 每个人都需要考虑大脑健康。

- 你的大脑会不断发生变化。

- 在任何年龄，你的行为、体验和生活方式选择都会塑造大脑。

- 投资大脑健康，永远不嫌早，也不嫌晚。

- 你的大脑具有可塑性，在你一生中会发生改变。

- 你的大脑具有韧性，能够建立储备。

- 你做些什么、不做些什么，都会影响到大脑目前的运作情况，以及在面临老化、损伤或疾病等挑战时，韧性有多强。

- 在日常生活中，只要对生活方式做出重要的改变，参加有益的活动，改变心态，你就可以轻松地保护大脑功能，延缓大脑老化，降低痴呆症风险。

活动	心态	生活方式
锻炼身体	管理压力	珍惜睡眠
多社交	积极的思维方式	爱护心脏
多动脑	微笑	保护头部

100天日记

写100天日记的主要目的，是帮助你让大脑健康成为日常生活中不可或缺的一部分。你在日记中记录的大脑健康行动或选择，未必要很复杂或改变你的一生。事实上，甚至不一定是新的。

你在头30天建立档案时，我建议你专注于记录和庆祝你本来已经每天都在做、有利于大脑健康的方面。

每天写日记，有双重目的：一是让你每天都想到自己的大脑健康；二是让你熟悉自己的大脑健康资产。这有点像做盘点或制作资产地图，可以帮助你总结出哪些生活方式因素最需要你关注。

读这本书的过程中，你可能会在每一章接纳一些贴士，并且在第三章至第八章找到一些"速效"行动，付诸行动之后填入日记。

制订了量身打造的大脑健康计划之后，你的目标应该是每天完成所有类别的活动（睡眠、压力、社交、脑力活动、心脏、锻炼身体和心态），增加整个大脑健康档案中的资产。

你会发现，许多活动涵盖了不止一项因素。例如，参加读书会涵盖了社交和脑力活动因素。步行前往读书会，可以让你增加身体活动，等等——你懂的。我在100天日记中填入了一些里程碑。

读这本书的过程中，你会发现，自己已经在做许多有利于大脑健康的事了，因此，在写日记之初，先来庆祝这些方面吧。在第一周，专注于你目前的资产，记录你有利于大脑健康的现有习惯。

每天至少记录一项，但多记无妨		勾选你的大脑健康行动涵盖的所有因素						
天	大脑健康选择/行动	睡眠	压力	社交	脑力活动	心脏	锻炼身体	心态
1								
2								
3								
4								
5								
6								
7	里程碑：填妥睡眠档案和计划							

你是否找到了改进睡眠的"速效"行动，是可以在本周实施，改进睡眠质量的？

每天至少记录一项，但多记无妨		勾选你的大脑健康行动涵盖的所有因素						
天	大脑健康选择/行动	睡眠	压力	社交	脑力活动	心脏	锻炼身体	心态
8								
9								
10								
11								
12								

每天至少记录一项，但多记无妨		勾选你的大脑健康行动涵盖的所有因素						
天	大脑健康选择/行动	睡眠	压力	社交	脑力活动	心脏	锻炼身体	心态
13								
14	里程碑：填妥压力档案和计划							

你是否找到了改进压力的"速效"行动，是可以在本周实施，更好地管理压力，或者找到自己的最佳压力水平的？

每天至少记录一项，但多记无妨		勾选你的大脑健康行动涵盖的所有因素						
天	大脑健康选择/行动	睡眠	压力	社交	脑力活动	心脏	锻炼身体	心态
15								
16	里程碑：填妥社交和脑力活动档案和计划							
17								
18								
19								
20								
21								

你是否找到了改进社交或脑力活动的"速效"行动，是可以在本周实施的？

每天至少记录一项，但多记无妨		勾选你的大脑健康行动涵盖的所有因素						
天	大脑健康选择/行动	睡眠	压力	社交	脑力活动	心脏	锻炼身体	心态
22								
23	里程碑：填妥心脏健康档案和计划							
24								
25								
26								
27								
28								

你做的身体活动足够吗？每周150分钟的身体活动建议量，必须是建立在基本活动水平之上的，这是否让你感到惊讶？

每天至少记录一项，但多记无妨		勾选你的大脑健康行动涵盖的所有因素						
天	大脑健康选择/行动	睡眠	压力	社交	脑力活动	心脏	锻炼身体	心态
29								
30	里程碑：填妥身体活动档案和计划							
31								
32	里程碑：填妥心态档案和计划							
33	里程碑：填妥大脑健康档案							
34	里程碑：填妥量身打造的大脑健康计划							
35								

现在，你清楚了解自己目前的大脑健康档案，是时候加把劲了。你在日记中填写的内容，应该反映了量身打造的大脑健康计划之中的步骤。请依照行动计划，每天做出选择和采取行动。

每天至少记录一项，但多记无妨		勾选你的大脑健康行动涵盖的所有因素						
天	大脑健康选择/行动	睡眠	压力	社交	脑力活动	心脏	锻炼身体	心态
36								
37								
38								
39								
40								
41								
42								

你不必全记下来，但必须每天至少记录一项，因为这可以帮助你强化有利于大脑健康的习惯。专注于你努力培养的新习惯，目标是每天勾选尽可能多的生活方式因素方框。

每天至少记录一项，但多记无妨		勾选你的大脑健康行动涵盖的所有因素						
天	大脑健康选择/行动	睡眠	压力	社交	脑力活动	心脏	锻炼身体	心态
43								
44								
45								
46								

每天至少记录一项，但多记无妨		勾选你的大脑健康行动涵盖的所有因素						
天	大脑健康选择/行动	睡眠	压力	社交	脑力活动	心脏	锻炼身体	心态
47								
48								
49								

恭喜你，你的100天日记写到一半了，是时候再度盘点一下。你的表现如何？取得进展了吗？你是否太贪心了呢？或者是否低估了自己的能力，对自己的挑战不够呢？回顾大脑健康计划，据此做出调整。别忘了在大脑健康计划中记下你实现目标的日期。持续记录你的成果。

每天至少记录一项，但多记无妨		勾选你的大脑健康行动涵盖的所有因素						
天	大脑健康选择/行动	睡眠	压力	社交	脑力活动	心脏	锻炼身体	心态
50								
51								
52								
53								
54								
55								
56								

在本周里，花一点时间专注于睡眠。记录你取得的进展。回顾你在第一周填妥的睡眠日志，你的睡眠改善了吗？你还可以按照计划进度实现目标吗？如果不行，看一下你是否需要调整自己的行为或目标。

如果你已经实现了睡眠目标，准备好迎接下一个挑战，可以考虑把新的睡眠目标加入整体计划。

每天至少记录一项，但多记无妨		勾选你的大脑健康行动涵盖的所有因素						
天	大脑健康选择/行动	睡眠	压力	社交	脑力活动	心脏	锻炼身体	心态
57								
58								
59								
60								
61								
62								
63								

在本周里，花一点时间专注于压力。记录你取得的进展。回顾你在第二周填妥的压力日志，情况发生变化了吗？你还可以按照计划进度实现目标吗？如果不行，看一下你是否需要调整自己的行为或目标。如果你已经实现了压力目标，准备好迎接下一个挑战，可以考虑把新的压力管理目标加入整体计划。

每天至少记录一项，但多记无妨		勾选你的大脑健康行动涵盖的所有因素						
天	大脑健康选择/行动	睡眠	压力	社交	脑力活动	心脏	锻炼身体	心态
64								
65								
66								

每天至少记录一项，但多记无妨		勾选你的大脑健康行动涵盖的所有因素						
天	大脑健康选择/行动	睡眠	压力	社交	脑力活动	心脏	锻炼身体	心态
67								
68								
69								
70								

在本周里，花一点时间专注于社交和脑力活动。记录你取得的进展。回顾你在第五周填妥的社交和脑力活动档案，情况发生变化了吗？你还可以按照计划进度实现目标吗？如果不行，看一下你是否需要调整自己的行为或目标。如果你已经实现了目标，准备好迎接下一个挑战，可以考虑把新的目标加入整体计划。

每天至少记录一项，但多记无妨		勾选你的大脑健康行动涵盖的所有因素						
天	大脑健康选择/行动	睡眠	压力	社交	脑力活动	心脏	锻炼身体	心态
71								
72								
73								
74								
75								
76								
77								

在本周里，花一点时间专注于你的心脏。如果你不知道自己的数据，挂号去量血压、测胆固醇水平和血糖。记录你取得的进展。回顾你填妥的饮食日志，情况发生变化了吗？你还可以按照计划进度实现目标吗？如果不行，看一下你是否需要调整自己的行为或目标。如果你已经实现了目标，准备好迎接下一个挑战，可以考虑把新的心脏健康目标加入整体计划。

每天至少记录一项，但多记无妨		勾选你的大脑健康行动涵盖的所有因素						
天	大脑健康选择/行动	睡眠	压力	社交	脑力活动	心脏	锻炼身体	心态
78								
79								
80								
81								
82								
83								
84								

在本周里，花一点时间专注于你的身体活动。记录你取得的进展。你达到建议的锻炼水平了吗？你还可以按照计划进度实现目标吗？如果不行，看一下你是否需要调整自己的行为或目标。如果你已经实现了目标，准备好迎接下一个挑战，可以考虑把新的身体活动目标加入整体计划。

每天至少记录一项，但多记无妨		勾选你的大脑健康行动涵盖的所有因素						
天	大脑健康选择/行动	睡眠	压力	社交	脑力活动	心脏	锻炼身体	心态
85								
86								
87								
88								
89								
90								
91								

在本周里，花一点时间专注于你的心态。记录你取得的进展。你多微笑、多大笑了吗？你注意到自己对老化的心态发生变化了吗？你还可以按照计划进度实现目标吗？如果不行，看一下你是否需要调整自己的行为或目标。如果你已经实现了目标，准备好迎接下一个挑战，可以考虑把新的心态目标加入整体计划。

每天至少记录一项，但多记无妨		勾选你的大脑健康行动涵盖的所有因素						
天	大脑健康选择/行动	睡眠	压力	社交	脑力活动	心脏	锻炼身体	心态
92								
93								
94								
95								
96								

每天至少记录一项，但多记无妨		勾选你的大脑健康行动涵盖的所有因素						
天	大脑健康选择/行动	睡眠	压力	社交	脑力活动	心脏	锻炼身体	心态
97								
98								

快到终点了。在第100天，花一点时间回顾你的征程，填妥下面的自我测评，在这里记录你的成功，予以庆祝。

每天至少记录一项，但多记无妨		勾选你的大脑健康行动涵盖的所有因素						
天	大脑健康选择/行动	睡眠	压力	社交	脑力活动	心脏	锻炼身体	心态
99								
100								

恭喜你！

计划后自我测评

A. 重复第三章的言语流畅性自我测评

设定计时1分钟，录下自己在1分钟内能说出的尽量多的动物名称。听回放，记录自己说出的正确单词数（总分）。

B. 自我测评：记忆、健康和幸福

要完成这个任务，你需要一支笔和一张纸。

1. 阅读下列清单，每个单词关注的时间不超过几秒。

1a. 记住这些单词。

猫	纸张	白菜	桌子
窗户	面包	夏天	帽子
玻璃	货车	电话	指甲

1b. 现在合上这本书，尽量写下你记得的单词。

你的得分是正确回想起的总单词数。

2. 你怎样评价自己目前的一般健康状况？

极佳 □　　很好 □　　好 □　　普通 □　　差 □

3. 你怎样评价自己目前整体的身心健康状况？

差 □　　普通 □　　好 □　　很好 □　　极佳 □

4. 你怎样评价自己目前的日常记忆力？

极佳 □　　很好 □　　好 □　　普通 □　　差 □

你今天的得分与在第三章做完自我测评，还没有开始计划时相比，表现如何？

现在，你已经完成了计划，可以重做一下第三章至第八章的自我测评，更新每个生活方式档案，看一下自己在过去100天里就每项大脑健康因素取得的进展，并予以庆祝。

你可以使用这些信息，在下面建立新的大脑健康档案。

第101天：更新你的大脑健康档案

方面	健康	介于两者之间	不健康	资产	风险	维持	改进	改正	优先次序
睡眠									
压力									
社交/脑力活动									
心脏									
锻炼身体									
心态									
合计									

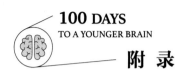

100天日记样本

样本：第三章
大脑健康行动计划表：睡眠

行动	次序	步骤	速效	长期
把所有高科技设备放在卧室以外的地方，在临近睡觉时限制使用发光设备	1	找个新的地方为笔记本电脑和手机充电	X	
		绝不把设备带进卧室		X
		不要在床上工作		X
		买一个老式闹钟	X	
更准时地上床睡觉	3	根据我的时间表，设定上床睡觉时间	X	
		在手机上设置上床睡觉的提醒	X	
		即使我实际上没睡着，也要尝试一星期		X
每晚睡眠时间不少于7.5小时	5	记录睡眠时间		
		看一下这些改变是否产生了影响		X

行动	次序	步骤	速效	长期
		阅读睡前放松的建议	X	
		多做尝试		X
建立放松仪式	2	尝试在晚上洗澡	X	
		不要再在深夜在Netflix上看剧放松		X
		努力在晚上恢复看纸质书	X	
养成规律的睡眠时间	4	努力每天在同一时间上床睡觉和起床，即使是周末也不例外		X
晚上7:30后就不要再进食	6	设定用餐时间	X	
		在周末备餐，下班后加热就可以吃	X	

样本：第三章

个人档案：睡眠

方面	健康	介于两者之间	不健康	资产	风险	维持	改进	改正	优先次序
睡眠时间	X			X			X		
作息表		X			X			X	X
质量	X			X		X			
中断	X			X		X			
障碍			X		X			X	X
合计	3	1	1	3	2	2	1	2	2

注：在大脑健康计划中填入两项优先行动。

样本：第四章
自我测评：压力日志

星期几	几点	持续时间	压力源	地点	活动	水平	是否频繁	应对策略
星期一	17:55	10分钟	在健身房等待停车位	健身房	在健身房等待停车位	1	是	无
星期二	09:55	30分钟	失物招领处	电话	与机场失物招领处职员沟通	2	否	深呼吸，告诉自己，生职员的气只会让情况变本加厉
星期三								
星期四								
星期五								

样本：第四章
大脑健康行动计划表：压力

大脑健康行动	次序	步骤	速效	长期
减少工作时间	1	审视自己把工作时间都花在什么事情上	x	
		尽量减少耗时而又不重要的工作		x
		学会拒绝别人，或者给出更切合实际的期限		x
		下班后，不要回复/查阅电邮	x	
		每天只在两个时间点上回复电邮	x	
		更务实地安排会议时间		x

大脑健康行动	次序	步骤	速效	长期
多微笑，多大笑	2	有意识地每天微笑	X	
		找到让自己大笑的人/事物	X	
		努力多花时间跟让我享受乐趣的人在一起		X
		多看看事情好玩的一面		X
增加户外活动的时间	3	安排一天的时间时，要穿插"户外"活动的休息时间	X	
进行摄影的兴趣爱好	4	周末到户外，给鸟儿、大自然和花儿拍照		X

样本：第五章

大脑健康行动计划表：社交和脑力活动

....

大脑健康行动	次序	步骤	速效	长期
进行更具挑战性的休闲活动	1	少看电视	X	
		留意当地展览/讲座	X	
		努力至少每个月参加一次"文化"活动		. X
		跟亲朋好友会面时，不要一起吃午饭/喝咖啡/喝酒，而是建议一起去看展览/听公开讲座/上剧院	X	
扩大人际网络	2	尽量多见人		X
		多接受邀请参加活动		X

样本：第六章
心脏：饮食日志

（使用常见的物品估计分量。例如，75克/3盎司牛排 = 一副纸牌，一杯米 = 网球）

	第1天	第2天	第3天	第4天	第5天	第6天	第7天
星期几	星期四						
早餐	粥、杏仁奶						
午餐	金枪鱼罐头、生菜、西红柿、洋葱、黄瓜						
晚餐	海鲈鱼、豌豆、花椰菜、黄油、一杯米						
零食	香蕉						
水	6杯						
饮料	1杯绿茶						
酒精	金汤力（金酒+汤力水）						
评论	我觉得自己今天做得不错。不过，即使只喝了一杯金酒，我的决心也有所动摇。						
脂肪	低						
盐	低						
糖	水果和汤力水						
香烟	19						

样本：第六章
大脑健康行动计划表：心脏

大脑健康行动	次序	步骤	速效	长期
降血压	2	跟医生讨论管理和治疗方案	x	
		戒烟		x
		减重		x
		经常锻炼		x
		减少盐摄取量	x	
戒烟	1	列出我想要戒烟的所有理由	x	
		选择我想要戒烟的截止日期	x	
		为我省下的钱开立储蓄账户		x
		在网上寻求支持，帮助自己戒烟	x	
		培养让双手忙碌的兴趣爱好		x

样本：第七章
身体活动日志

类型	生活领域	星期一的分钟数	星期二的分钟数	星期三的分钟数	星期四的分钟数	星期五的分钟数	星期六的分钟数	星期日的分钟数	天	总分钟数	MET-分钟
高强度活动	工作	0	0	0	0	0	0	0	0	0	高强度活动总分钟数（工作＋休闲）× 8
	休闲	40	0	45	0	30	0	30	4	145	高强度活动MET-分钟 = 1,160（145 × 8）
中等强度活动	工作	0	0	0	0	0	0	0	0	0	中等强度活动总分钟数（工作＋家里＋休闲）× 4
	家里	15	0	30	20	25	20	0	5	110	中等强度活动MET-分钟 = 560（140 × 4）
	休闲	0	30	0	0	0	0	0	1	30	
步行	工作	0	0	0	0	60	60	30	3	150	步行总分钟数（工作＋通勤＋休闲）× 3.3
	通勤	0	0	0	0	0	0	0	0	0	步行MET-分钟 = 594（180 × 3.3）
	休闲	0	0	0	0	0	30	0	1	30	
总MET-分钟											高强度活动+中等强度活动＋步行 1,160 + 560 + 594 = 2,314
坐着的分钟数											平日坐着的总时间
	工作	480	540	0	0	200	200	240	7	1,660	
	其他	240	300	200	240	200	240	200	7	1,662	

样本：第七章

自我测评：国际体力活动问卷（分类计算）

....

活动水平高的标准

· 每周至少有3天从事高强度活动，身体活动总量至少达到1,500 MET-分钟。

样本得分——高强度活动MET = 1,160，天数 = 4：不符合标准

· 或每周至少有7天从事步行、中等强度活动或高强度活动，身体活动总量至少达到3,000 MET-分钟。

样本得分——天数 = 4天高强度活动 + 6天中等强度活动 + 4天步行 = "至少7天"。每周总MET-分钟 = 2,314，由于少于3,000，得分不符合活动水平高的标准。

由于在这个样本得分中，每周至少有5天从事步行、中等强度活动或高强度活动，身体活动总量至少达到600 MET-分钟，符合活动水平中等的标准。

样本：第九章
大脑健康档案

目标是在所有类别增加资产的数量，减少风险的数量。

类别	健康	介于两者之间	不健康	资产	风险	维持	改进	改正	优先次序
睡眠	3	1U	1	3	2	2	1	2	2
压力	1	2U	1	1	3	1	2	1	3
社交/脑力活动	4	1U	1	4	2	3	2	1	1
心脏	4	1H	0	5	0	4	1	0	1
锻炼身体	1	1U	1	1	2	1	1	1	1
心态	4	1H	0	5	0	4	1	0	1
合计	17	7	4	19	9	15	8	5	9

注：记下介于两者之间的活动是更接近健康（H）还是不健康（U）。

样本：第九章
大脑健康计划

类别	目标	行动	步骤	目标日期（T）实现日期（A）
睡眠	1. 消除睡眠的障碍 2. 养成规律的睡眠时间	把所有高科技设备放在卧室以外的地方	找个新的地方为笔记本电脑和手机充电 绝不要把设备带进卧室 不要在床上工作 买一个老式闹钟 设置上床睡觉的提醒	T = 5/5/19 A = T = 30/6/19 A =
压力	改善生活平衡	把工作时间减少15%	审视自己把工作时间都花在什么事情上 安排一天的时间时，要穿插户外活动的休息时间 进行摄影的兴趣爱好	T = 30/09/19 A =
社交/脑力活动	接受更多教育	上夜校	上网了解课程情况。节省学费——研究资助。注册	T = 31/12/19 A =
心脏	管理血压	健康饮食	减少盐摄取量，定期量血压	T = 15/5/19 A =
锻炼身体	少坐	把坐着的时间减少20%	在手机上设置闹钟，提醒自己站起来走动一下。站着做一些常规活动	T = 01/07/19 A =
心态	更快乐	多微笑	每天笑5次	T = 30/5/19 A =

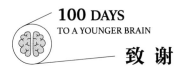

致 谢

　　本书的诞生源于在一个下午电视节目的候场室里，我跟另一位嘉宾格雷厄姆·马斯特顿（Graham Masterton）短暂的会面。我上节目谈的是大脑健康和睡眠，而他谈的是自己创作的凯蒂·马奎尔（Katie Maguire）小说。格雷厄姆不仅介绍我认识了"伦敦最优秀的作家经纪人"，还成为了我的导师和朋友。格雷厄姆，感谢你在百忙中抽出宝贵的时间，逐字逐句地读完全书。你的善意关怀、丰富经验和幽默睿智让我受益匪浅，也让这本书生色不少。

　　卡米拉·舍斯托帕尔（Camilla Shestopal），你真的是最优秀的作家经纪人。感谢你对我有信心，感谢你提出批评和意见，努力代我为这本书找到最棒的编辑和出版商。阿曼达·哈里斯（Amanda Harris），从我们第一次会面到最后编辑，你高明、深入而又实用的建议都十分宝贵。我是第一次写书，有你这样经验丰富的专业人士帮助，我感到十分安心。感谢鲁·梅里特（Ru Merritt）在编辑过程中为我提供指导，也感谢Orion Spring和猎户星出版集团（Orion Publishing Group）其他才华横溢的团队成员。

　　本书汲取了许多科学家的研究成果，他们在过去几十年辛勤工作，增进了我们对大脑和大脑健康的认识。能够在本书分享他们的工作成果，我倍感荣幸。他们也一定会跟我一起，感谢数以千计的研究志愿者，他们为了科学进步，慷慨地付出了自己的时间。也感谢为我的工作提供资助的人，以及为我提供支持的同事和合作伙伴，尤其是Hello Brain、FreeDem、Brain Health For MS和NEIL项目的团队成员。

感谢卡奥恩（Caoimhe）细心地找出差错。最后特别感谢我的丈夫戴维、儿子达伦（Darren）和加文（Gavin）以及女婿杰米（Jamie）阅读我多份草稿，更重要的是感谢你们的爱、支持和激励。"写书"的梦想已然成真，但你们可要做好心理准备了——我写作的热情已经一发不可收，这次圆梦只是开始。